心理自疗课

Help Your Teenager Beat an Eating Disorder

2nd Edition

帮助孩子
战胜进食障碍

著　[美] 詹姆斯·洛克　James Lock

[美] 丹尼尔·勒格兰奇　Daniel Le Grange

主译　陈　珏　蒋文晖　王兰兰　彭毅华

上海科学技术出版社

图书在版编目 (CIP) 数据

帮助孩子战胜进食障碍 /(美) 詹姆斯 · 洛克 (James Lock),(美) 丹尼尔 · 勒格兰奇 (Daniel Le Grange) 著；陈珏等主译 . —上海：上海科学技术出版社，2019.8（2024.10重印）
（心理自疗课丛书）
ISBN 978-7-5478-4498-4

Ⅰ. ①帮… Ⅱ. ①詹… ②丹… ③陈… Ⅲ. ①小儿厌食症—精神障碍—诊疗 Ⅳ. ①R723.1

中国版本图书馆 CIP 数据核字 (2019) 第 150727 号

帮助孩子战胜进食障碍
著 [美]詹姆斯 · 洛克(James Lock) [美]丹尼尔 · 勒格兰奇(Daniel Le Grange)
主译 陈 珏 蒋文晖 王兰兰 彭毅华

上海世纪出版(集团)有限公司
上 海 科 学 技 术 出 版 社 出版、发行
(上海市闵行区号景路159弄A座9F-10F)
邮政编码201101 www. sstp. cn
上海盛通时代印刷有限公司印刷
开本 787×1092 1/16 印张 15.25
字数 240千字
2019年 8 月第 1 版 2024年10月第 5 次印刷
ISBN 978-7-5478-4498-4 / R · 1867
定价：58.00元

内容提要

本书由顶级进食障碍治疗专家詹姆斯·洛克和丹尼尔·勒格兰奇撰写，是一本帮助父母了解进食障碍、理解孩子的感受并参与治疗的书。

本书分三部分。第一部分帮助父母早期识别进食障碍，详细分析识别过程中常遇到的疑难及困惑，以便在第一时间明确诊断，干预异常的进食行为。第二部分帮助父母理解疾病以及患病的孩子，除了介绍进食障碍相关医学知识外，重点分析了如何理解孩子歪曲的认知，并介绍了应对方法。第三部分教父母如何应用基于家庭的治疗（family based treatment，FBT）的理念来帮助孩子，并指出无论孩子正在接受何种治疗，父母都应保持充分的知情及选择和反对治疗的重要权利。

本书的读者对象为进食障碍年长儿童和青少年的父母。除此以外，本书对其他进食障碍患者的照料者，以及对从事进食障碍相关工作的专业人员，包括精神科医生、护士、内科医生、儿科医生、心理治疗师、社工、艺术治疗师、康复治疗师等，也将有帮助。

致我的孩子。

——詹姆斯·洛克

致我的母亲和继父。

——丹尼尔·勒格兰奇

我们要感谢

多年来与我们一起工作的所有患者和家庭，

他们使我们得以学习如何更好地帮助他们。

译　者

主译

陈　珏　　蒋文晖　　王兰兰　彭毅华

译者（按姓氏拼音排序）

陈　珏　　古　练　　蒋文晖　　彭毅华　　王兰兰　　张　靖

翻译团队

上海市精神卫生中心（SMHC）进食障碍诊治中心

SMHC 进食障碍诊治中心成立于 2017 年 9 月 1 日，是国内首个进食障碍诊治中心，是上海市精神卫生中心的特色亚专科，诊治中心负责人陈珏主任带领团队致力于进食障碍的诊治、研究、教学培训和科普工作。该中心已与美国斯坦福大学医学院精神病学与行为科学系进食障碍项目组建立培训与研究合作，合作内容包括詹姆斯·洛克教授团队倡导的基于家庭的治疗（FBT），旨在为中国进食障碍患者及其家庭提供更有效的服务。

致　谢

感谢上海市公共卫生体系建设三年行动计划高端海外研修团队项目（GWTD2015509）对于引进基于家庭的治疗（FBT）及翻译出版本书给予的资助与支持。

作　者

詹姆斯・洛克（James Lock），**MD, PhD**　斯坦福大学医学院精神病学与行为科学系教授，斯坦福儿童和青少年进食障碍项目主任。洛克博士在进食障碍研究方面获得过许多奖项，并和丹尼尔・勒格兰奇教授合作出版了多本专业图书。他致力于为儿童、青少年及其家庭提供循证的治疗。

丹尼尔・勒格兰奇（Daniel Le Grange），**PhD**　加利福尼亚大学旧金山分校（UCSF）贝尼奥夫医院精神科及儿科的儿童健康学教授，UCSF 进食障碍项目的联合负责人。2014 年以前他一直在芝加哥大学担任进食障碍项目主任，现为芝加哥大学荣誉退休教授。丹尼尔・勒格兰奇博士是备受赞誉的研究员，是神经性厌食基于家庭的治疗（FBT）的发源地——英国伦敦莫兹利医院团队的成员。在其职业生涯中，他治疗过大量与进食障碍抗争的青少年及其家庭。

中文版序一

随着我国社会经济、文化的迅猛发展，近二十年来，进食障碍的患病率明显增加。神经性厌食、神经性贪食、暴食障碍等术语已经逐渐被国人知晓，不再那么陌生。但是寻求进食障碍康复治疗的途径以及治疗进食障碍的方法和技巧常常不尽如人意。在国内，进食障碍治疗机构和专业医生、专业心理治疗师队伍严重不足，有关进食障碍识别和治疗的图书（无论是科普还是专业治疗方面）也寥寥无几。

当我从陈珏教授手中接到《帮助孩子战胜进食障碍》（*Help Your Teenager Beat an Eating Disorder*）一书的中文翻译稿时，看到译者对本书的介绍，便忍不住迫切地翻看目录，然后将全书认真地读了一遍。根据我治疗和研究进食障碍三十年的经验，我相信，这本书的问世将会受到我国进食障碍患者及其家庭以及临床医生的欢迎。

本书的两位作者均为美国资深的进食障碍治疗专家：一位是 James Lock 博士，他是斯坦福大学医学院精神病学与行为科学系教授，系副主任；另一位是 Daniel Le Grange 博士，他是加利福尼亚大学旧金山分校（UCSF）贝尼奥夫医院儿童健康学教授。他们从丰富的临床治疗和科研经验中发现，在进食障碍的康复治疗中，患者家庭的参与是很重要的一环。这与目前国际上进食障碍治疗指南的观点一致。

本书主要为进食障碍儿童和青少年的父母而作，但同样适用于刚刚接触进食障碍患者的医务工作者。作者明确告知，本书的目标是帮助那些较年长的儿童及青春期进食障碍患者的父母，而不是幼童或成年患者的父母。本书将帮助父母认识进食障碍的症状、理解患者的疾病感受，使父母能够及时地以恰当的方法帮助患者管理疾病行为，主动而及时地与医生配合，充满信心地参与患者的康复过程。

陈珏教授是上海市精神卫生中心进食障碍中心主任，中华医学会心身医学分会进食障碍协作学组组长。她对国内进食障碍领域的临床和科研工作具有重大的贡献，发表了数十篇论文，参与出版了多部专著。她领导进食障碍专家团队将这本书翻译成中文，把帮助家人积极参与进食障碍治疗的技术介绍到国内，这一工作无疑将使进食障碍患者和家人在治疗和康复过程中受益，而且对提高进食障碍治疗队伍的治疗技巧也将大有帮助。他们的辛勤耕耘对我国进食障碍治疗和研究的发展具有重要意义。

张大荣

北京大学第六医院主任医师

2019 年 1 月 28 日于北京

中文版序二

我们最初写《帮助孩子战胜进食障碍》(*Help Your Teenager Beat an Eating Disorder*),是因为当时进食障碍患者的父母很少有借以获取帮助的资源。而那些可以找到的资源都是面向专业人士的,对于很多父母来说很难理解。进一步来讲,绝大多数已出版的读物都持这样的观点:治疗以及与治疗相关的决定应该交给专业人士,而不是父母。并不是说专业建议、咨询、指导有什么问题,但是让父母获得相关信息,将有助于他们更好地理解、评价以及利用这些专业的帮助。

父母面临着那些治疗儿童和青少年进食障碍的专业人士所不会遇到的挑战,那就是通常在理解孩子进食障碍方面,父母的知识非常有限。专业人士通过多年的经验能理解进食障碍患者的行为,但这对于那些第一次目睹它们的父母来说,是闻所未闻的(而且常常是陌生而可怕的)。因此,《帮助孩子战胜进食障碍》的目标之一是向非专业人士普及进食障碍的知识。为了达到这一目的,这本书一开始就直接展现了进食障碍的儿童和青少年会怎么做、怎么说、怎么想。父母多次告诉我们,这些插入的小故事的描述令人信服。他们发现自己孩子的表现和他们读到的内容一样,这帮助许多父母接受现实:不管多么不希望发生这种情况,他们的儿子或女儿确实有进食障碍,需要治疗。

这本书的另一个重要目标是介绍儿童和青少年进食障碍的主流治疗方法。对主流治疗方法进行简要、清晰的描述是为了帮助父母理解他们可能会得到的治疗。对许多父母来说,这些介绍有助于减少治疗的神秘感及其带来的困惑,使父母能更深入地理解治疗是如何进行的。有关治疗介绍的另一个重要方面是对支持这些治疗的科学证据的评估。在 2005 年出版的第一版中,当时并没有任何形式的证据可以证明针对儿童和青少年进食障碍的专业治疗的疗效。令人高兴的是,到 2015 年,当本书的第二版出版时,在这方面已经进行了大量的研究。这些研究成果现已转化为清晰的治疗指南，在全世界多个国家发布，强调基于家庭的治疗（family based treatment，FBT）是目前青少年神经性厌食和神经性贪食的一线治疗方法。尽管如此，这种疗法并非对每个人都有效，二线治疗如青少年聚焦疗法（adolescent focused therapy）和认知行为疗法（cognitive behavioral therapy）也很有用。结合这些新补充的资料，父母可以查询与疗效有关的信息，通过与具有儿童和青少年进食障碍专业知识的专业人士协商，做出更明智的治疗决定。

我们欣喜地看到《帮助孩子战胜进食障碍》来到了中国父母的手中。这本书还曾被翻译为西班牙语、荷兰语、葡萄牙语、意大利语、波兰语和日语。我们希望中国的父母，也包括全世界其他地方的父母，发现这本书可以帮助他们更好地理解孩子患有的进食障碍及其常用的治疗方式，以及支持这些治疗的证据。

James Lock

教授，医学博士

斯坦福大学医学院精神病学与行为科学系　系副主任

——

Daniel Le Grange

教授，博士

加利福尼亚大学旧金山分校（UCSF）精神病学系 Weill 神经科学学院

加利福尼亚大学旧金山分校贝尼奥夫医院

中文版前言

在“情人节”为《帮助孩子战胜进食障碍》(*Help Your Teenager Beat an Eating Disorder*)一书写中文版前言，颇有意义。显然，这些年，进食障碍工作已经成了我的“情人”，让我念念不忘，难舍难分。

诊治进食障碍二十年，我越来越意识到，父母在进食障碍孩子康复过程中的重要性，超越了在临床心理科收治的其他任何一类精神 / 心理障碍患者康复过程中的重要性。

早期跟随李维榕博士学习、实践家庭治疗时，我发现进食障碍患者的家庭存在共性，正如结构式家庭治疗鼻祖萨尔瓦多・米纽琴（Salvador Minuchin）医生对上百例厌食症患者开展家庭治疗后发现的那样，厌食症家庭存在四大特点，即家庭关系缠结、过度保护、回避冲突和僵化。这一阶段，我们意识到对进食障碍患者（尤其是青少年进食障碍患者）的治疗，有必要纳入患者父母、开展家庭治疗。

2004 年，我在美国哈佛大学医学院社会医学系访学，访学任务是在指导老师的帮助下完成一个研究设计。由于当时意识到对进食障碍患者父母做工作的重要性，我提出的研究计划是有关建立厌食症患者父母支持性团体的。很幸运，当时我的指导老师是麻省总医院进食障碍项目创始人及主任安・贝克（Anne Becker）教授，在此研究计划的讨论和完善过程中，安・贝克教授给予我的指导让我更加确定了对进食障碍患者父母做工作的方向。

2011 年，我到英国伦敦国王学院拜访进食障碍研究中心主任珍妮特・特雷热（Janet Treasure）教授，当时她正在进行针对进食障碍患者照料者的心理教育的普及和研究工作，已经发表了多篇有关进食障碍患者照料者的研究论文。2012 年，我有幸邀请她来我院讲学，她介绍的相关工作让我们耳目一新。这之后，我们进食障碍项目组着手开展对进食障碍患者照料者的心理教育工作。

虽然早已意识到父母在进食障碍治疗中的重要性，但在很长一段时间内，我们对进食障碍患者的父母的工作一直处于经验性治疗阶段，并未形成有循证依据的适宜推广的技术。2016 年，我在斯坦福大学医学院进食障碍项目组以及加利福尼亚大学圣地亚哥分校（UCSD）进食障碍治疗与研究中心访学时，观察到他们对进食障碍患者父母进行系统的专业指导，这让我大受启发。当首次阅读到斯坦福大学詹姆斯・洛克教授和加利福尼亚大学旧金山分校（UCSF）丹尼尔・勒格兰奇教授的 *Help Your Teenager Beat an Eating Disorder*（即本书的英文原版）一书时，我爱不释手。在斯坦福大学医学院进食障碍项目组，无论是住院部还是门诊部，医生或治疗师都会向家属推荐此书，因此患者家属人手一本，他们说在这本书里可以找到希望和帮助。当时我想，我国进食障碍患者家属要是也能人手一本该有多好！

感谢上海科学技术出版社慧眼识书，2018 年，他们从国外众多的科普书籍中挑选了这一本邀请我组织翻译，于是我毫不犹豫答应下来。没有上海科学技术出版社的协助，这本好书将无法与读者们见面。

本书作者詹姆斯・洛克教授和丹尼尔・勒格兰奇教授在进食障碍的临床和研究方面均有超过四十年的丰富经验，他们将收集到的进食障碍患者照料者的问题及答案整理成书，利用自己丰富的专业知识和临床智慧，帮助父母理解疾病并提供实际的建议，以便更好地帮助年长儿童和青少年进食障碍患者的父母。本书作者观点鲜明，认为父母不仅可以，而且应当参与孩子进食障碍的治疗；同时应帮助父母了解如何参与孩子的治疗，这与指责父母并将他们排除在治疗之外的方法形成鲜明对比。

我之所以喜欢并翻译本书，是因为书中绝大多数治疗理念和我们上海市精神卫生中心进食障碍诊治中心的治疗理念非常契合，同时，它又进一步丰富了我们多年来积累的临床经验。另一方面，书中某些理念冲击了我们以往的工作方式，例如，赋权于父母、让父母对孩子的康复负责、将疾病与青少年分开的“外化”技术、注重孩子体重和行为的改变、不把时间浪费在问“为什么”上，等等。两年来我们进食障碍诊治中心团队尝试实践这些新颖的理念，发现这不仅改善了父母和孩子之间的关系，也改善了我们专业人员和进食障碍患者及其父母之间的关系，从而使得沟通和治疗变得更加有效。

本书译者均是我们进食障碍诊治中心的精神科医生、心理治疗师和研究人员，他们对进食障碍的治疗和研究有着丰富的经验，并主译或参与翻译过多本专业著作，所以对本书的核心理念和文字内容有着准确的理解和传递。

读完此书，相信父母能更好地理解孩子患有的进食障碍及常用的治疗方式，以及支持这些治疗的证据；会知道进食障碍是如何发展的，什么时候应该担心；会知道如果孩子的进食障碍没有得到有效的治疗，哪些躯体问题会出现并加重；会知道让孩子接受评估后会得到哪些可能的治疗；会了解父母参与治疗的多种形式。简而言之，读完此书，我相信患者父母不仅可以获得重要的信息和实用的建议，而且做父母的能量将得到提升，并且找到希望。

本书除了对年长儿童和青少年进食障碍患者的父母之外，对其他照料者及家人，以及对从事进食障碍相关工作的专业人员，包括精神科医生、护士、内科医生、儿科医生、心理治疗师、社工、艺术治疗师、康复治疗师等，也将有帮助。

需要注意的是，本书并不是一本自助指南，在任何时候都不能用以替代医生或治疗师的建议。

我想要强调的是，虽然社会上绝大多数人（包括患者、家属以及医务人员）都持这样的观点——治疗以及与治疗相关的决定应该交给专业人士，而不是父母，但是让父母获得相关信息，将有助他们更好地理解、评价以及利用专业的帮助，更有助他们负起让孩子康复的责任。专业人员是进食障碍专家，而父母是自己孩子的专家，专业人员和父母双方需要良好合作，才能更有力量去帮助孩子战胜“进食障碍”。本书正是专业人员和父母合作的重要方式。

想到让中国的进食障碍患者的父母人手一册《帮助孩子战胜进食障碍》的愿望即将实现，如同看到了“情人节”的礼物，内心有点激动。

最后，祝愿困境中的进食障碍患者的父母阅读本书后，能更有信心、更有力量地帮助孩子战胜进食障碍！

陈珏

医学博士，主任医师

上海市精神卫生中心临床心理科主任

进食障碍诊治中心负责人

2019 年 2 月 14 日于上海

目　录

引　言

当孩子生病时，你不会只是将他们从医生办公室或医院带回家，然后让他们靠自己的抵抗力好起来。如果是流感，孩子需要喝水、休息和用药物来退热。如果是过敏，需要有人检查包装标签，以确保食物中没有过敏原。如果孩子患有哮喘，你应确保有吸入器可以使用，并警惕发作迹象。如果孩子患有非常严重的疾病，如癌症或心脏病，你不会仅仅期望孩子自己痊愈。

当医生不在场时，需要有人为孩子做些什么。那个人就是你。对于你能想到的每种疾病，父母都是孩子治疗中不可或缺的一部分。那么，进食障碍会有所不同吗？

它也并没有什么不同。进食障碍是极其严重的疾病，可能会威胁到孩子的生命。就其性质而言，它们顽固而隐匿。这就是为什么很大一部分患有进食障碍的青少年和成年人最终在疾病过程中的某个阶段会住院：他们需要一支专业团队不间断地、始终如一地对疾病的各种迹象保持警惕，以确保患者能恢复正常体重和正常饮食习惯。

问题是他们回家后会发生什么。进食障碍的许多治疗方案仍然主张将患者父母排除在患者的治疗之外，原因有很多，我们在本书中会对此进行解释。这样做的结果往往是疾病复发。当一个个青少年仍然被进食障碍所困扰时，让他回家后就自我管理，只会让进食障碍趁机突破脆弱的自我保护防御，将他推入螺旋式下降的通道，使他的身心再次受损。

二十多年来，我们一直看着青少年和父母在这个可怕的“改善—恶化”循环中挣扎。来到我们诊室的大多数人都对孩子令人困惑的状况感到焦虑，并且被这种奇怪的疾病所压倒，甚至击败。许多父母已被其他专业人士告知不要介入，否则他们会“使事情变得更糟”。通常许多人都感到困惑，不太清楚孩子是否真的患有进食障碍，或者到底是哪种进食障碍，或者他们应该对此做什么。

我们写这本书就是为了消除一些误解，我们发现——研究也已开始揭示——这些误解只会让青少年更难从进食障碍中恢复过来。这些误解，即你应该为这个问题负责，你的孩子需要接受治疗，而不需要来自你的任何投入和卷入（又称为“干扰”），你需要以某种方式放手、让专业人员进行诊断和治疗。而假如孩子患有癌症、心脏病，或是骨折，你绝对不会同意这样的方式。因此，本书有一个简单的目的：帮助你了解进食障碍及其阴险的特性，并告诉你如何帮助孩子“堵塞那些微小的裂缝”，以阻止进食障碍不断渗入她或他的生活。

这并不意味着这本书是一本“自助”手册。进食障碍是非常严重的疾病，没有证据表明青少年及其家庭可以完全靠自己来应对疾病。相反，这本书提供的是关于进食障碍相关问题的直接回答和严酷的事实，这些内容是基于现有的研究证据以及我们大量的临床经验。本书的目标是提供一个新兴的视角：在帮助孩子康复方面，你扮演着重要的角色。事实上，我们相信你是青少年恢复健康的关键。无论你是刚考虑让孩子接受医生评估，还是孩子在过去已经经历其他治疗但疗效不佳，这个观点都是适用的。在进食障碍有机会对你孩子的健康造成严重损害之前，你当然处于最佳位置，可以快速采取行动。研究表明，如果神经性厌食和神经性贪食在早期得到治疗，是有机会痊愈的。因此，我们希望本书能让你认真地对待孩子的问题，现在就寻求帮助。理想状况下，这本书能帮到你更多：它将为你跟临床医生良好的合作关系建立基础，一同战胜这一侵害孩子的疾病。我们希望揭开进食障碍的神秘面纱，同时我们鼓励你去思考如何改善这种疾病对孩子和家人造成的困扰。

来我们诊室的父母通常在刚来的时候认为他们不应该介入孩子进食障碍的治疗，但这通常不是父母自己的意愿，因为如果孩子患有其他任何危及生命的疾病，几乎没有父母会本能地选择“置身事外”。因此，本书开始可能显示出比较激进的立场。我们希望当你阅读到第 6 章及其他地方的数据时能够意识到事实并非如此，这些数据显示，父母参与治疗能够极大地帮助青少年进食障碍患者康复。无论原因或治疗方式如何，我们都会在本书中证明，你不仅可以，而且应当参与其中。这本书将帮助你弄清楚如何参与。

在我们的治疗中心，最常使用的方法为基于家庭的治疗（family based treatment，FBT）。这种治疗背后的理念源于伦敦莫兹利（Maudsley）医院数十年来对神经性厌食患者家庭的工作。这些工作揭示了在为青少年进食障碍患者寻找摆脱困境之路的过程中，父母的参与和支持是如何重要。这种观点与那些指责父母并将他们排除在治疗之外的方法形成鲜明对比。

本书与许多其他进食障碍书籍的不同之处是将父母的重要性放在第一位。本书首次出版时，当时绝大多数的图书都是针对成人或青少年患者自身，而在为患者父母提供相关信息方面留下了很大的空白。这就是为什么我们精心制作这本书来回答患者父母多年来一直询问我们的问题，这些问题涉及方方面面——从“是我的错吗？”到“饭后他消失了，我知道他会把它们全部吐掉，我该怎么办？”“在他抗拒的时候，我们如何能让他再次吃健康的一餐？”“他是不是也应该接受药物治疗？”“我不明白这病是怎么回事，事情不应该很简单吗？你吃，不就可以了？”

在总共超过四十年的时间里，作为学术医疗中心里治疗青少年进食障碍患者的临床医生-研究人员（这意味着我们不仅为患者诊治，也进行科学研究），我们一直在单独或共同收集这些问题的答案。虽然进食障碍的发病率相对较低，但在此期间，我们每个人都见过数百名患者及其父母。我们采用过住院治疗、团体治疗、个体及家庭治疗来帮助患者。我们倾尽自己的职业生涯来探索如何更好地帮助青少年进食障碍患者，这本书是这些工作的重要组成部分。

新版本的每一章都经过精心修订，提供有关青少年进食障碍临床和治疗研究的最新信息。我们梳理了原有的案例，添加了与所讨论的关键性干预及概念相关的新案例。令人高兴的是，自第一版出版以来，关于儿童和青少年进食障碍治疗的研究有了新的进展，特别是那些关于家庭干预有效性和效果的文献。其他令人兴奋的发展包括与认知过程相关的发现以及与进食障碍认知过程相关的干预措施，我们将在新版本中进行讨论。我们还讲述了儿童及青少年进食障碍诊断分类系统的修改所产生的影响，这些影响大部分是积极的。新的（第五版）美国精神病学协会的《精神障碍诊断与统计手册》（*Diagnostic and Statistical Manual of Mental Disorders*，DSM）更好地考虑了与进食障碍有关的发展因素，放宽了对神经性贪食和神经性厌食的诊断要求，增加新的进食障碍诊断项目，包括暴食障碍和回避／限制型进食障碍。虽然我们已经增加了大量关于暴食障碍的新材料，但关于回避／限制型进食障碍我们仅能提供有限信息，因为到目前为止对该疾病了解甚少。

父母的能力，尤其是当他们参与治疗过程时展现出的有益帮助，常常给我们留下极其深刻的印象。我们坚信，如果能帮助父母更好地了解进食障碍，并采取明确的早期步骤、以建设性的方式干预这些问题，那么许多患者的生活将得到改善，一些生命实际上可以得到挽救。

在过去的二十年里，我们两人都曾在学术医疗机构从事临床和科研工作。虽然我们在不同的地方工作，但对治疗患有进食障碍的青少年的共同兴趣使我们一起思考如何将各自的日常实践工作做得更好。这导致了富有成效的合作。这项合作始于 1998 年，当时我们联合编写了第一本书，一本给治疗青少年厌食症的临床医生的治疗手册。从那时起，我们在世界各地设立了关于这种治疗的工作坊。我们互相讨论疑难病例，在专业会议上展示研究成果，并继续深化合作正在进行的和新的临床治疗研究。我们很高兴地看到，自本书第一版出版以来，父母在帮助患有进食障碍的孩子中的作用得到越来越多的重视，数个父母组织已经成立（参见本书末尾的资料），他们强烈倡导增强自己帮助孩子的意识，要求为进食障碍提供更好的临床服务，并推动新的研究工作，以便更多地了解如何帮助患有进食障碍的儿童和青少年。此外，我们时常被告知，来自世界各地的进食障碍治疗项目使用这本书来教导父母如何帮助患病的孩子。这本书已被翻译成葡萄牙语、日语、荷兰语和波兰语等语言。所有与青少年及其父母的这些工作也在每天提醒我们父母对治疗过程的贡献的真正价值。治疗患有进食障碍的青少年，让他们的父母参与这一过程，研究并在学术期刊上发表这些经验，正是这所有的一切持续激励着我们通过撰写本书让父母参与到这一过程中来。

如何使用本书

本书分为三个部分。我们仔细挑选章节标题以吸引你对问题的紧迫性进行关注，并凸显进食障碍最重要的部分，然后，凭借这些知识，帮助你对孩子的疾病做出最好的应对。如果使用诸如“现在就开始行动”“齐心协力”和“不要浪费时间”等命令式的语句让你觉得比较激进，那么它的目的就是引起你的注意。希望健康问题能够自行消失是人的本性，但推迟为孩子寻求帮助可能是非常危险的。可悲的是，那些剥夺了你作为孩子健康守护者合法角色的治疗方法，只会鼓励你将“什么时候”以及“做什么”等这些重要决策的决定权让与他人。

在本书的第一部分，我们着力讲述了为什么在发现孩子有进食障碍的症状时要立即行动。我们讨论了为什么进食障碍是一种严重的疾病，为什么父母必须在开始治疗的问题上态度一致，不要过多地考虑为什么这种疾病会发生，而是将更多的精力放在如何消除疾病。有效地治疗进食障碍的前提是你认识到孩子患有的厌食症或贪食症是一种非常紧迫的情况，需要立即得到关注。事实上，“紧迫”可以说是第一部分的代名词。我们之前说过的话有必要再一次重复：如果你的孩子有进食障碍的迹象，他需要立即获得帮助。正是你，他的父母，是最适合来确保他获得帮助的人。

第二部分为你提供有关进食障碍的更多详细信息。进食障碍对于医生、父母和患者来说都是非常困扰的问题。因此，重要的是要了解你正在对抗的是什么，这一点或许比其在治疗其他类型疾病时都更重要。这一部分的目的是确保你认识到这些疾病的复杂性。我们讨论了各种类型的进食障碍，特别是神经性厌食、神经性贪食、暴食障碍和回避/限制型进食障碍，以及饥饿、暴食和清除行为如何导致严重的医疗问题。你会发现，在讨论进食障碍时，好像它是独立于孩子的实体。这样做是为了强调我们的观点，即进食障碍是一种疾病，而不是孩子故意跟你作对。接下来，我们将说明患有进食障碍的青少年如何思考。这些常见的认知扭曲削弱了对治疗的需要。这部分内容也可以帮助你将疾病与孩子分开，这样你就可以继续支持你的孩子，毕竟，他也是这种对于体型的扭曲感受以及对食物和体重的歪曲信念的受害者。在本部分结束时我们提供了有关进食障碍的主要治疗方法的信息及其有效性的证据，以便你对这些治疗方法有一个理性的了解，知道哪些可以帮到你的孩子，哪些也许不行。

第三部分旨在帮助你解决那些在为患有进食障碍的孩子获取或实施帮助时遇到的问

题，举例说明了父母如何参与到进食障碍的各种主要治疗方法中去，即便是那些建议父母不要参与的疗法。我们还提供一些技巧，帮助你应对导致对食物和体重产生歪曲想法的文化因素，但最重要的还是之前提到的合作。为了封堵进食障碍可能影响孩子的每一个漏洞，整个治疗团队需要建立统一战线来对抗疾病。这意味着父母双方——或者你和其他任何帮助你的孩子康复的成年人——在对抗疾病的任何时候都需要“齐心协力”。这意味着你还需要找到一种方法，与你的治疗团队的专业人士建立富有成效的联盟。所以这个部分包含的章节可以帮助你们避免被进食障碍“分裂并各个击破”，并在你与那些试图治愈孩子的专家意见不合时，建设性地帮助你稳定立场。

你会从本书中学到什么

读完本书后，希望你能有信心去帮助你的孩子，使他们从进食障碍中康复起来。你会知道进食障碍是如何发展的，以及当正常青少年对自己身体的担忧变得愈发严重时，什么时候应该担心（进食障碍的问题）。你会知道如果孩子的进食障碍没有得到有效的治疗，哪些医学问题会出现并加重。你会知道当孩子接受评估后将发生什么以及会得到哪些可能的治疗。你将了解父母的参与可以有多种形式，例如，切实地帮助饥饿的孩子在家进食，给孩子的个体治疗提供支持，监控暴饮暴食和清除行为的发作，以及参与到提高你孩子人际交往能力的治疗中去。

我们还希望，在读完这本书后，您将确信患有进食障碍的青少年是能够获得帮助的，并且我们在本书末尾提供的资源将有助于你决定去何处寻求这种帮助。

作者的提醒

这本书并不是一本自助指南，在任何时候都不能用以替代内科医生或治疗师的建议。此外，关于进食障碍的研究，包括病因及最优治疗方法的研究仍在持续进行中；为了跟上该领域的进展，你需要从那些可靠的资源中获得资讯，例如，本书列举在**资源**部分的内容。

本书的目标是帮助那些有年长儿童以及青少年患病子女的父母，而不是有幼童或成年患病子女的父母。

进食障碍正在影响越来越多的青少年，尽管它在女孩中更为常见。也就是说，除非另有说明，本书中的所有陈述对于青春期的男孩和女孩同样适用。为了强调这一点，我们在全篇的正文中交替使用代词。我们在本书中收录了很多青少年进食障碍患者的案例，为了保护隐私，这些案例或是经过彻底的改编，或是几个真实临床案例糅合后的产物。

第一部分

开始

帮助患有进食障碍孩子的第一步

第 1 章
现在就开始行动

你不知道要做什么

十三岁的 Sheila 已经持续六个月体重不断减轻。起初你认为这是正常的青少年节食，但她现在太瘦了。她不再和你一起吃饭，却坚持为全家做饭。上周她做了四份甜点，但一份也没吃。她有一本书，上面列出了我们大多数人吃的每一样东西的卡路里，但是她不再需要它了，因为她已经把它记在心里。此外，目前她只吃三样东西：生蔬菜、豆腐和干麦片。她在学校仍然表现得很好。然而，一直保持全 A 的成绩，对她来说似乎更像是一种负担，而不是成就感的来源。当她不学习的时候，她会去跑步或者做仰卧起坐。她不接朋友的电话，而且显得越来越沮丧。当你试着鼓励她吃饭时，她气愤地说，这不关你的事。她坚持说她很好。

你不知道要做什么

你抓到十七岁的 Donna 在呕吐。她说她病了。但这已经不是第一次了，你以前也听她这么说过。她每次饭后都要去洗手间。她说不要紧，只是胃不舒服。你注意到她几乎不吃早餐或午餐，但是当你晚上回家的时候，发现储藏室里少了很多食物，尤其是饼干、薯片和面包。你必须再去商店重新买一些。她的一个朋友告诉你她很担心 Donna，你也是。

你不知道要做什么

Tom 曾经是一个很棒的高中生跳水运动员。但他现在太虚弱了，无法完成他最难的跳水动作。他只吃蛋白质棒和水果饮料。他经常锻炼以获得完美的腹肌，但你可以看到他的肋骨。他说他还是太胖了。过去有肌肉的地方，现在只剩皮包骨头。起初教练对Tom的减重赞赏有加，因为这提高了他的跳水成绩。而现在教练打电话给你，建议Tom离开跳水队。Tom最好的朋友叫他“骷髅”来调侃他，但你知道他的朋友也很担心他。

你不知道要做什么，你应该做些什么吗？

如果你担心你的孩子可能患有进食障碍，这是你面临的第一个问题。你知道大多数孩子的进食问题都是暂时性的。你可能记得在垃圾食品和吃糖的问题上跟你的孩子进行的斗争，或者你在其他家庭中见过这些斗争。许多孩子都经历过这样的时期：挑食、吃得比平常多、吃得比平常少，甚至抱怨胃不舒服、轻度消化不良和便秘等。因为这些行为你也咨询过其他父母和亲戚，并且了解到，尽管进食问题通常都是短暂的，但它普遍存在。随着儿童进入青春期，许多人，尤其是女孩，会把很多注意力放在自己的外表和体重上，可能会尝试节食或其他减肥方法。对此你不会感到意外，因为你知道在十几岁时变得更加关注外表是很正常的，并且你知道你孩子的朋友也有类似的想法和行为。你也不想没事找事。

你如何知道是否真的出问题了

如果你觉得孩子的想法和行为跟Sheila、Donna或Tom类似，那么是时候采取行动以获得帮助了。如果不去治疗，进食障碍会导致慢性健康问题、抑郁甚至死亡。例如，因神经性厌食所致的严重体重降低，饥饿会导致低体温、低血压、心率降低、皮肤干燥粗糙、脱发、年轻女性停经及骨质疏松。因为身体不能从饮食中获取养分，它只能转向消耗肌肉获得能量。这会导致虚弱、疲乏，以及尤其需要注意的心肌量减少（心脏是体内的“一大块肌肉”），这可诱发危险的心律失常、心力衰竭和死亡。随着时间推移，神经性厌食相关并发症所致的死亡率在6%～15%，这在所有精神疾病中是最高的。

神经性贪食的死亡风险相比较低，但发生严重医学并发症的风险仍然存在。其中最常见的并发症是钾耗竭（低钾血症），这是由于清除胃内容物导致体内储存的重要电解质丧失。钾参与很多基础的生理过程，不仅仅对肌肉收缩重要，低钾可能会引起心律失常，导致心搏骤停以及死亡。此外，由于长期呕吐，食管和胃的内膜可能受到侵蚀，导致出血、溃疡、牙釉质侵蚀，如果无法止血，甚至可能导致死亡。长期使用泻药和缓泻剂可导致肠道问题，包括疼痛和严重的顽固性便秘。呕吐和服用泻药都会导致身体严重缺水（脱水），这会导致血压降低和波动，增加晕厥和跌倒的可能性。暴食障碍相关的医学风险包括肥胖、高血压和糖尿病。与回避 / 限制型进食障碍相关的具体医学风险尚不清楚，但那些伴有严重体重减轻的病例，其营养不良的风险与神经性厌食患者类似。

我们将在第 4 章更详细地讨论这些并发症。不过，到目前为止，你对于进食障碍可导致的严重健康问题应该毫无疑问了。在面对可能存在的进食障碍时，麻痹大意是父母在防止此类严重问题进一步发展的战斗中可能面临的最大风险。

进食障碍的形成发展过程是怎样的？

如果你想在进食障碍发生前就找到问题，那你得知道如何随着时间发展寻找线索。Sheila、Donna 和 Tom 的问题都不是一天形成的。就像绝大部分的进食障碍患者一样，他们的问题都是逐渐发展形成的，有时甚至是隐匿的。如果你明白典型的、暂时性的进食问题以及对体重的关注是通过什么途径发展成真正的进食障碍的话，那么你就会知道孩子处于该轨道的什么位置了。

极端节食：通往神经性厌食之路

十四岁的 Rosa 一直是很棒的孩子。父母说她甚至宠坏了父母，因为她总是那么听话、独立、可靠和成熟。他们对她非常放心。这也是为什么他们对她最近的体重下降感到震惊。她从未表现出丝毫情感问题的迹象。她是一名优秀学生，是游泳队冠军，在学校很受欢迎。她从来没有超重过，事实上，她一直是很苗条的。

问题似乎是在九年级之前的夏天开始的。Rosa 之前一直参加夏季游泳队。那时她父母第一次注意到她想在训练后继续游一会儿。她说她想变得更健壮，这样她可以成为蛙泳和自由泳两个队的首发队员。同时，她开始素食。她觉得吃动物是残忍的，而且，她说她的饮食中不需要脂肪，因为她想变得更加健康。起初，她的父母理解和支持她这种提升自我的努力，因为 Rosa 看起来很快乐和自信。

然后 Rosa 参加了夏季游泳队位于该州另一个地方的为期 3 周的特训营。她在七月中旬离开，在八月的第一周结束时返回。当她父母在大巴上接到她时，他们吃了一惊，他们被 Rosa 居然瘦成这样吓坏了。他们当时什么也没说。他们很高兴把女儿接回家。他们猜测可能集训营的食物并不是太好，Rosa 也含蓄地指出了这一点。“他们并没有准备很多素食。”她说，并且她非常积极。她在两个队中都成了首发队员。

之后开学了，九年级是 Rosa 生活发生转变的一年。三所中学的学生合并在一所高中，所以她班里出现许多新的同学。她的父母注意到 Rosa 似乎对学业更加专注和担忧，但他们认为这是在高中开始时应有的表现。Rosa 的一天从早上五点开始，她会在上学前进行 2 小时的游泳训练。然后她参加了当天的课程学习，并且在下午五点到七点再次进行游泳训练。Rosa 回到家时，家人已经吃完了晚饭。她一直学习到晚上十一点。

Rosa 的父母没有注意到他们的女儿陷入了一种高度限制性的饮食模式。她只允许自己在晨间训练前喝一杯橘子汁。她告诉母亲她在训练后会在学校吃一个涂奶酪的面包圈并喝牛奶，但实际上，她只吃半个干面包圈和喝水。她每天都把母亲精心准备的午餐扔掉。下午训练前，她会再喝一杯橙汁。因为她总是在家人吃完晚饭后回家，她的父母不知道她晚饭吃了多少。通常她只吃一片精准称重的豆腐、一点点胡萝卜和一个苹果。

她的父母越来越担心 Rosa 体重的持续下降。游泳队的教练打电话问 Rosa 出了什么问题。她担心 Rosa 可能患有进食障碍。她的父母预约见她的儿科医生，这也需要花一些时间。当他们来到诊所时，儿科医生说 Rosa 太瘦了，Rosa 答应多吃一些。不幸的是，她并没有这么做。她的父母试图进行干预，但当他们跟她讨论饮食问题时，她很容易发怒，他们不愿与她有冲突。

虽然神经性厌食通常始于青春期早期，比较典型的是在 13 ～ 14 岁，但 8 ～ 11 岁的儿童出现这种进食障碍也并不罕见。神经性厌食通常从节食开始，逐渐发展至威胁生命的饥饿状态。有时，你可以找到一些可被识别的诱因。可能是这个孩子因为体重遭到嘲笑，或者是她的朋友们开始节食，又或者她看到父母在节食。一些女孩在月经初潮时，或当她们转入一个新的学校或新的年级，或者当她们开始约会时开始节食。父母的疾病也可能触发节食。重要的是要理解，这些诱因只是引发了节食，但这并不意味着这些促发因素是神经性厌食的病因。节食往往是神经性厌食的起点。

青少年节食的原因有很多。Sheila 说她节食是为了成为一个更健康的人，而 Tom 的节食最初是为了提高他的跳水成绩。大多数青少年说他们开始节食是因为想要减轻体重，吃得更健康，或者提高运动成绩。少数青少年为了成为"好"人而开始减少卡路里的摄入，因为他们对"好"的定义沿用了禁欲主义的思想："消耗越少，你就越好。"

所有这些节食的动机都有一些共同的特征。例如，每一个都暗含着一些自我改善的概念，特别是那些具体的、外在的、因此能被他人注意到的改进——看起来更好、表现更好、更健康。然而，这些节食的动机之间同样也存在着差异。强调苗条的外形提示这与社会对美的标准有关，而提高运动成绩、提升健康或道德水平则更直接与完美主义、动力和抱负有关。后面的这些品质似乎是进食障碍患儿常见的人格特质。

不管动机如何，节食一开始通常是非正式的。孩子可能从不吃甜点和零食开始，但随着时间的推移，肉类和其他蛋白质、脂肪和糖类也会被排除在外。食物选择范围被缩小后，节食的努力通常集中于降低食物的消耗量，即使这些食物已经在有限的选择范围内。细致的卡路里计算、精确的测量和精心的食物准备常常会成为一种规则。这时候，青少年可能试图在进食时避开他人，不依靠他人准备食物，有时为他人精心准备了餐点和甜食，自己却一口不吃。

采取极端的食物限制的同时，（他们）还经常有计划地增加锻炼来确保体重持续降低。此时，无论最初设定的体重目标是什么，实际体重通常已远远低于这个目标，而且降低体重本身成了一个牢不可破的目标。有时，他们还会为了清除吃下去的那一小部分食物而使用自我诱导的呕吐或减肥药和泻药。

对于一个正朝向进食障碍发展的孩子来说，一方面，进食常常与内疚、焦虑和愤怒的情绪相关联。另一方面，不吃则与成就、效能和力量的感觉相关联。矛盾的是，随着体重的进一步降低，饥饿感也消失了，这使得持续的食物限制过程变得更加容易。尽管如此，大多数患有厌食症的青少年仍然非常关注食物。一些人会去超市和面包店看和闻食物，但克制自己不去吃它们。父母可能会注意到（他们）发展出一些不寻常的进食仪式，如只吃某些碗或盘子里的食物、精确称量食物、使用筷子[①]等。发展出这个连锁过程所需的时间是不同的，可以短至 4 ～ 6 周，或者长至一年或更久。在这个过程中的某些阶段，那些已经开始有月经的女孩可能会出现闭经。

Rosa 变得太虚弱以致不能游泳了，她被开除出了游泳队。在学校，她越来越孤立，她的朋友不再跟她说话，因为他们不敢问她出了什么问题。她在家里泪流满面，喜怒无常。她现在是如此瘦，以致没有一件衣服是合身的，即使是一个月前开学时才买的也不能穿了。她总是很冷；她穿着毛衣，尽管家里人热得出汗，她还是时不时地打开暖气。忧心忡忡的父母认为她抑郁了，并去寻求精神科医生的帮助。

节食失败和过度进食：通向神经性贪食的途径

十六岁的 Jasmine 对自己的要求一向很高，她想要在任何事上都做到最好。她在学校努力学习，成绩很好。尽管受大众的喜爱，但她却不觉得自己有什么朋友并为此担忧。从很久以前开始，她就一直在担心自己的体重，她记得最早开始减肥是在她五年级的时候，和母亲一起吃流质饮食。她自己从来没有因为超重而被取笑过，但在她还是个孩子的时候，她看到其他的女孩和男孩因此被取笑，她担心自己也会被取笑。虽然她尝试节食，但体重并没有什么大的变化。她会减轻几磅，但很快又会长回来。

Jasmine 下决心要在初中毕业舞会上显得光彩照人。她有一个男朋友，她的初恋，她想让他看见自己的美丽。这意味着要苗条。虽然她的男友从来没有对她的体重发表过什么评论，但 Jasmine 确信这只是因为他人好，所以才没有说什么。她认为自己太胖了。她决心在毕业舞会前减掉 15 磅（1 磅≈ 0.45 千克）。

---

① 在西方国家，用筷子进食可能被视作一种相对少见的进食行为。——译者注

她开始不吃早餐和午餐。然后她在放学后会去健身房锻炼 2 小时。她吃一些非处方减肥药并喝很多咖啡，努力让自己不会感觉太饿。然而她还是会在晚上饿醒。但她仍坚持下来并真的减掉了 15 磅。所有人都说她看起来棒极了，她男朋友看上去也为她的模样而感到快乐。她所有的朋友都祝贺她减肥成功并想知道她是如何做到的。

在舞会后，Jasmine 尝试继续她的减肥计划，但却感到越来越困难。有时她放学回家后感到太疲倦了而无法去健身房锻炼。如果她没有去锻炼，她就确定自己会长胖，第二天就会吃得更少。然而，她开始感到非常饿，以致她无法阻止自己去吃东西。某天放学后家里没人，Jasmine 感到太饿了，她吃掉了一整盒的饼干。之后她去了健身房努力把这些卡路里消耗掉。但卡路里太多了，她运动到筋疲力尽。第二天同样的事发生了，这次 Jasmine 感到很生气，她决定试着呕吐掉所有吃下去的饼干。她曾对自己承诺过永远都不会做这样的事，但她无法忍受可能会长胖的焦虑，因此她决定就吐这么一次。

Jasmine 努力遵守着自己的禁令，有时她能做到，但至少每周有一两次她会失败，她吃太多以致她觉得必须去吐掉。时间一周周过去，她慢慢地陷入一种模式：平时吃得很少，但会在下午暴食，之后又把吃的吐掉。有时她发现自己吐不出来，就会吃她妈妈的泻药以帮助自己减轻对体重增加的恐惧。

这段时间里，虽然 Jasmine 仍在努力节食，使用减肥药、泻药并呕吐，但她的体重却逐渐上升了。Jasmine 愈发沮丧。男朋友也因为她不愿和他在一起而和她分手了。其实是她因为自己的体重而羞于见男朋友。此外，她还怕跟他出去约会，因为这样她可能就不得不吃一些东西，这可能会启动她的暴食。

Jasmine 的母亲起初没有任何怀疑，直到有一天她听到 Jasmine 在淋浴房里呕吐。她问女儿出了什么事，Jasmine 承认她是故意呕吐的，但说只有这么一次。但她母亲仍然为此感到担心，并注意到 Jasmine 从药箱里拿了一些泻药。Jasmine 仍然否认她是用它来减肥的，声称她是因为便秘才用到这些药。最后是 Jasmine 的一个女性朋友的母亲打电话给 Jasmine 的母亲，说她女儿曾看到 Jasmine 在学校里呕吐。Jasmine 的母亲此时才尝试寻求帮助。

暴食发作以及清除行为[①]的发生通常略迟于神经性厌食的极端节食。尽管如此，有暴食发作及清除行为的青少年常报告说他们长期存在关于体重的先占观念。一些人说他们记得从幼儿园起就开始为他们的体重感到忧虑。一些人从儿童时期起就存在轻度到中度的肥胖并因此被取笑。这些青少年通常已经试过很多种节食减肥的方法，但坚持不久就放弃了。许多人报告说，由于严重的节食和禁食行为，他们会产生暴饮暴食的冲动，并且在进食时感觉越来越失控。一旦他们吃得过多，他们就会感到内疚和焦虑，因此，他们会想方设法减轻自己对体重增加的恐惧。这导致了各种形式的清除行为。大多数情况下，清除行为是通过呕吐完成的，但也包括使用泻药、利尿剂和补偿性运动。

患有神经性贪食的青少年同成人患者一样，报告说他们的自我价值感很大程度上取决于对自己的体重和外表的满意程度。这些青少年经常说他们早餐或午餐吃得很少，但放学回家后就会暴食。在这个时间段通常父母的监管很少，因此可以秘密地暴食。此外，暴食可以成为一种应对孤独、无聊和焦虑感的方式。另外一些青少年报告说他们会在夜间暴食，这是另一个他们不太可能被观察到的时间段。

跟成人患者一样，大多数患有神经性贪食的青少年称他们对这些行为有强烈的羞耻感。随着这种障碍越来越根深蒂固，青少年开始围绕着处理暴食和与之相关的补偿活动来安排他们的生活。他们变得易怒并且远离朋友和家人。通常他们的学习成绩会下降。他们也变得愈发抑郁。一旦这些改变的进食模式牢固地建立起来并进一步掌控青少年，暴食及清除行为就会成为一种用以避免产生其他问题的便捷的方式，并进一步被纳入青少年的应对策略中去。这些因素结合在一起，导致神经性贪食非常难以改变，即便有人被激励着去做出一些改变的努力。此外，有时患有神经性贪食的青少年还报告有其他冲动性行为史，如酗酒和入店行窃等。

---

① 清除行为：在暴食后采取的一些行为，用以实际或在心理上抵消暴食造成的后果，从而减轻焦虑。最常见的是催吐，其他包括使用泻药、利尿药或运动等。——译者注

Jasmine 的妈妈带她去看心理医生，心理医生诊断她患有神经性贪食，但 Jasmine 拒绝回来接受治疗。她的母亲试图说服她去，但她说她可以靠自己停止这种行为。她看起来是这么做了，因为 Jasmine 的母亲有几个月没有看到呕吐或暴食的迹象。然而，当她在车库里发现几个装着呕吐物和食物的袋子时，她的希望破灭了。她又给心理医生打了电话，医生建议他们一家人一起来讨论接下来怎么办。

用食物来处理情绪问题和社交困难：通向暴食障碍的途径

Sheiko 今年十八岁，和她的母亲、妹妹一起生活。她从十二岁起就开始为自己的体重担心。在过去一年左右的时间里，她开始暴食，特别是在她独自在家或夜深的时候。Sheiko 说，她经常因为和朋友吵架或在想与人发展恋爱关系但被拒绝时感到悲伤或沮丧。她试着吃东西让自己感觉好一些。"男人不会喜欢我，除非我很瘦。"她说。这让她很难过，她想如果吃点东西可能就会感觉好一些。当她孤独的时候，也会暴食："反正人们都不喜欢我——减肥有什么意义？"不幸的是，在暴食之后，她感觉自己像个失败者："我很软弱，我没有自控能力。"她说。Sheiko 是一名高中高年级学生，希望能上大学。她是一个成绩优异的好学生。

像许多患有暴食障碍的青少年一样，Sheiko 在暴食开始前的一段时间就存在情绪问题。她曾尝试节食，但这导致了她在有情绪和社交危机时暴饮暴食。在 Sheiko 的案例中，青少年暴食障碍患者的症状会随着时间推移而加重，并因抑郁、社交焦虑、羞愧和失败的感觉而变得复杂。大多数有暴食障碍的青少年会描述说他们使用食物来帮助其处理情绪，大多数是负面情绪，如抑郁和愤怒。Sheiko 的母亲带她去了儿科诊所。那里的儿科医生告诉 Sheiko，她超重了，需要减肥，否则可能会有患上高血压或糖尿病的风险。

你的孩子患有进食障碍吗？

如果你认为孩子可能正在发展出或已经患有进食障碍，那么你应该注意以下第一个列表。如果存在列出的情况，那么就需要加强警惕，看看这些警示信息是否真的提示你的孩子正在发展出需要评估和治疗的进食障碍。而如果你的孩子存在第二个列表中的情况，那么建议立即采取行动，对孩子进行评估和治疗。

出现进食障碍的警示信号

- 有关节食的书籍
- 浏览支持厌食或进食障碍的网站的证据
- 节食行为
- 突然决定成为素食主义者
- 愈发挑食，特别是只吃所谓的“健康食物”
- 总是在进食后马上去厕所
- 一天洗多次澡（在洗澡时呕吐），尤其是在进食后立即洗澡
- 发生胃肠炎的次数过多
- 不吃正餐
- 大量食物消失不见

提示立即行动的信号和症状

- 经常断食或不吃正餐
- 拒绝与家人一起进食
- 伴随体重下降出现两次停经（女孩）
- 任何暴食发作
- 任何清除行为
- 发现减肥药或泻药
- 过度运动（一天超过 1 小时）及体重下降
- 坚持拒食减肥餐以外的食物
- 拒绝他人准备食物
- 极度细致地计算卡路里及控制食物的量（称重及测算食物的量）
- 拒绝与朋友一起进食

如果此时你已经决定要对孩子进行进食障碍的评估，那么你需要咨询一下这方面的专家。这通常指的是除了儿科医生或家庭医生以外的人，因为他们中的大多数人几乎没有接受过进食障碍方面的培训或有这方面的经验。当然，所有这些专业人士都听说过进食障碍，许多人也有少量的经验，但大多数人不确定什么时候需要咨询专家，并且他们可能无意间超出了专业范围而去宽慰父母，告诉他们现在不需要帮助。

这并不意味着你应该绕过儿科医生或家庭医生去找进食障碍的专家——恰恰相反。内科医生可以排除孩子问题的其他原因，这应该能让你进一步了解是否有进食障碍的可能性。儿科医生可以为孩子精确测量体重和身高并进行体检，包括安排基础的实验室检查，以发现一些易于识别的医学指标异常，这可能是你所观察到的问题（不明原因的体重降低、停经，或其他的身体症状，如头晕或晕厥）的原因。这些检查也可以提供证据证明孩子的问题比你想象的要更紧迫。例如，如果孩子存在低血压、心率下降，或者存在严重清除行为的迹象（牙釉质侵蚀、无法解释的唾液腺肿胀、无法解释的体重减轻），你就会知道立刻采取行动是正确的。在某些情况下，当青少年出现这些问题时，有必要采取住院治疗。

对青少年进食障碍患者的基本医学检查应包括以下内容：完整的体格检查以评估是否有严重饥饿的迹象（如根据身高评定体重是否正常，是否存在低血压、心率下降、皮肤干燥、低体温），以及检查肝、肾和甲状腺功能。这些检查有助于评估疾病的严重程度及其慢性程度，并排除其他可能导致体重降低的器质性原因，包括糖尿病、甲状腺疾病或癌症。一般的实验室检查包括：完整的血细胞计数、心电图、电解质、尿素氮、肌酐、甲状腺功能检测、尿比重测试。儿科医生应该能够告诉你这些测试的目的，帮助你理解异常实验室结果的意义，并在出现亟须医学干预的指征时提醒你。

如果孩子没有严重的躯体疾病，进食问题也并非明确地由其他医学问题所引发，接下来就需要找一位儿童青少年进食障碍方面的专家来进行评估。这就是为什么你应该利用这次与儿科医生的会面来看看他或她在进食障碍方面的经验。这可能需要一点机智和技巧，但如果你很了解这位医生，你可能会找到一种方法来问这些重要的问题：

“你见过很多有进食障碍的青少年吗？”

“你对治疗有什么建议吗（包括药物治疗和心理治疗）？”

“你把你的患者推荐给谁？为什么？”

“你觉得你的患者接受的治疗是否成功？”

如果事实证明你的儿科医生并不是这方面的专家，你可以开始去找一位。我们应该注意到，儿科医生有时不愿意向这些专家转诊，因为他们不确定进食行为的变化是由于情绪问题还是仅仅是发展过程中青少年的一种尝试。此外，由于患有进食障碍的青少年通常会否认或尽量掩盖症状，医生有时无法从青少年那里了解全部情况。如果观察到孩子有“提示立即行动的信号和症状”清单上的任何行为，那么回顾一下之前列出的“出现进食障碍的警示信号”将有助于促使儿科医生进行转诊。

初级保健医生或儿科医生的转诊通常会使孩子的精神科评估得到全额保险的支付，由于这个原因，得到这样的转诊而非自己去找一个专家也是很重要的。然而安排这样一次评估并不容易，这不仅涉及保险流程，而且进食障碍方面的专家数量也是有限的。尽管如此，这些困难通常也是能克服的，只要你坚持，并且儿科医生在转诊时说明咨询的具体需求。

请参阅本书末尾的**资源**部分，这将指导你从何处开始搜寻帮助。然而，有一点需要注意：许多治疗成人进食障碍的临床医生并不擅长评估年龄较小的患者。他们既没有接受过找出年轻患者症状发展方式的训练，也没有接受过让他们或其父母接受有效评估的训练。当然，这条规则也有很多例外，但明智的父母会在预约咨询前弄清临床医生在治疗年龄较小的患者方面的经验。

怎样获得帮助

绝大部分有进食障碍的青少年患者并不想获得帮助——至少一开始是这样的。他们觉得自己是在选择处理体重问题的办法，即便他们意识到自己的节食行为存在一些问题，通常他们更希望不被干涉，而是由自己来找出解决问题的办法。不幸的是，前文所述的那些案例清楚地说明，许多青少年并没有能够及时地找到方法来阻止严重问题的发生。这就需要父母尽快行动。说起来容易，做起来难。因此，父母在试图帮助孩子治疗进食障碍时，会立即面临至少两个问题：① 如何让他们的孩子接受进食障碍的评估；② 找谁以及怎样进行评估。

怎样让你的孩子接受评估

在致力于让孩子同意接受评估之前，确保你和你的配偶（如果是双亲家庭）一致认为孩子存在问题并需要进行评估。父母合作的重要性是这本书的一个重要主题，稍后会详细讨论，特别是在第 9 章。即便双方都认为存在问题，许多父母在如何处理这个问题上也存在分歧。使用“出现进食障碍的警示信号”列表中提供的指导可以帮助父母以同样的方式看待问题。即使父母中有一方不愿意进一步干预，更在意此事的另一方也必须在一开始带头，让工作开展起来。只要另一方没有表现出强烈的反对，这就可以是一些家庭必须开始的时机。

一旦父母都同意孩子需要专业评估，很重要的是让孩子知道你们正计划去找一位专家。你们可能会觉得对他搞突然袭击是个好主意，因为你们知道他可能会拒绝去评估，但这也可能适得其反，因为他更有可能不愿意与评估者配合。此外，我们认为诚实和坦率地表达你的担忧是很重要的。欺骗孩子，不告诉他你在做什么，会让他更难信任你，而如果想要成功的话，最终你会需要这种信任。尽管如此，告诉孩子你打算寻求专业帮助常常会引起一阵骚动。要做好准备，孩子可能会试图劝阻你安排咨询。他可能会反对因赴约而旷课，或者指出（为了咨询）你不得不从工作中抽出时间，但你需要坚定立场。你对这次预约的重视传递了一个信息，而这将是你继续积极地控制孩子问题的关键。当然，我们也有父母“拖”孩子来做评估的，但这不是常态。相反，明确的信息，诸如儿科医生已经安排了转诊、你很担心以及这次就诊将有助于把问题搞清楚，通常就足以让孩子去专家的诊所。然后就由专家来做他们的工作，提供有效的评估和一套治疗建议。

找谁评估以及评估什么

事实上，根据经验，第二个问题——对儿童或青少年的进食障碍患者进行有效的评估——在某种程度上，是当你觉得需要帮助时所要面对的两个问题中更大的那个。许多社区并没有帮助诊断及治疗儿童和青少年进食障碍患者的资源，特别是具有当前最好的技术和方法的专业人员。显然这本书并不能帮我们解决这个问题，但希望从一开始，通过强调进食障碍造成的问题的严重性，可以鼓励父母努力寻找出他们那个区域的专业机构和人员，即便社区并没有这样的资源。我们应把进食障碍比作任何其他严重的医学问题——如白血病或心脏病——为了达到最好的治疗结果，我们经常需要跑得远一些，到专业的诊疗中心进行咨询、初始评估和治疗。在本书的**资源**部分，我们提供了关于区域专家中心的指南，希望它能帮助父母找到离他们更近的专家。与此同时，基于治疗中心的流程，下述段落中描述了评估的过程，以帮助父母了解当进行专家咨询时，会是怎样的情况。

一旦转诊成功，有合适的专家同意与患者和父母见面，评估可能会从临床医生单独与青少年见面开始。这从发展性的角度提供了一种适当的进入家庭的方式，尊重了青少年在发展中的自主性。青少年会在得到支持和温暖的情况下接受访谈，临床医生会尽量少使用推断来理解患者。关于家庭、学业、兴趣和活动的开放式问题可被用于降低那些不愿接受评估的青少年的阻抗。开放式的问题也为青少年提供了一个机会，当他愿意的时候，他可以对发生在他身上的情况说出自己的观点以及是什么在推动着他这么做，还可以表达在进食这件事上体验到的各种程度的不适。另外，采取开放式访谈的另一个重要性是，它并不带着对当前问题推断性的理解，但仍很清楚什么是需要探索的内容，它是在临床访谈中搜集信息最客观的方式。

虽然访谈的焦点无疑是进食行为和问题，这也很重要，但大多数临床医生会发现他们需要收集大量其他相关信息。这些信息包括诸如医疗问题、其他行为问题（对青少年来说包括吸毒和酗酒）、对其他家庭成员的看法以及任何创伤或虐待史。访谈需要明确在开始节食或其他改变体重和体形的行为之前，是否有对体重、体形或健康的担忧。青少年会被问及他们是否会碰到如前所述的引发节食和对体重担心的诱因：听到关于体重的评论（正面的或负面的）、经历月经初潮、约会、卷入或面对家庭冲突、进入初中或高中、与恋人分手、观察到家里或社交圈里有人开始减肥，诸如此类。临床医生应该详细记录孩子为减肥而做出的努力。这类行为包括计算卡路里、限制脂肪摄入、断食、不吃正餐、限制液体摄入、限制肉类和蛋白质摄入、增加或过度锻炼、暴饮暴食、清除行为（呕吐、锻炼、使用泻药或利尿药），以及使用兴奋剂和减肥药（非处方药、健康食品和非法产品）。有暴食及清除行为的青少年通常会出现恶性循环，导致更频繁的节食，随之而来的是暴食以及代偿性的清除行为。患有神经性厌食或神经性贪食的人都可以有暴食及清除行为。然而，相比体重正常但存在暴食及清除行为的青少年来说，那些由于限制饮食而体重极低的青少年更有可能把数量极少的食物摄入称为“暴食”。

这些行为对健康的影响也会得到评估。青少年进食障碍患者通常报告有胸痛、头晕、头痛、晕厥、虚弱、注意力不集中、胃痛和腹痛以及停经。对于神经性贪食患者来说，喉咙痛、不自主反流、眼睛血管破裂、颈部腺体肿胀也很常见。因为进食障碍常常伴随焦虑症、抑郁症、人格障碍或强迫症，所以评估者也会询问这些精神障碍的症状。

除了那些与进食问题相关的部分，访谈还将包括对其他可能导致该疾病发展的因素的评估，包括躯体和性虐待、创伤、情感和生理的丧失。访谈中这方面的内容必须是私密的，除非得到授权，否则不会与父母分享。

与青少年面谈之后，医生通常会安排父母在没有孩子在场的情况下接受访谈。如果孩子、父母双方都在，两人都需要被访谈，否则无法获取父母各自对孩子以及家庭的看法。父母会被问及孩子的一般成长状况——妊娠期并发症，早期喂养，成长中的重要事件，进入幼儿园及小学时的过渡情况，依恋情况（如当你将孩子送到幼儿园时遭遇的分离困难，在你和孩子分开时他过度黏人或易怒的表现，因为害怕跟你分离而拒绝与朋友一起过夜），早期的气质和性格特点，童年时期的家庭问题，与同伴和兄弟姐妹之间的关系。关于孩子是个什么样的人以及他是怎么出现这个问题的看法将营造一个分享对孩子理解的氛围，这常常能使临床医生接下来更容易了解与进食和体重问题相关的病史，这也是你来医生办公室的原因。

接下来你会被问到你是如何看待问题的发展的：你什么时候第一次意识到出现问题

了？你试图做什么来解决问题？你有没有发现其他的情绪或发展性问题，例如，抑郁或焦虑，与同伴之间的问题，或孩子的其他行为变化？很有可能，评估将对比在与青少年的访谈中获得的信息和父母对事件的描述，并探讨其共性和差异。总之，这些不同的观点有助于对导致和维持当前进食问题的事件进行更全面的叙述。

Susan 勉强同意与精神科医生见面。她不想影响学习，并且她说她吃得很好。在访谈中，Susan 说她体重减轻是因为胃不舒服——她几周前得了流感，她的胃还在恢复中。她否认自己想减肥，并说她早餐吃了一块松饼和果汁；午餐吃三明治、薯片和饼干；而且前一天晚餐还吃了鸡肉芝士酱意大利面。她说她每天只锻炼半小时。她否认有任何头晕、虚弱或头痛的症状。她坦诚在过去的两个月里没有来月经。

当临床医生与 Susan 的父母会谈时，他们报告了一个完全不同的版本。Susan 大约 5 个月前就开始减肥了。她的确患了流感，但在那之前她已经减轻了 20 磅，在那次疾病中又减轻了 5 磅，后来又恢复回来。她的父母说，Susan 前一天早上吃了大约两口松饼，喝了大约 4 盎司的果汁。他们还说经常在垃圾桶里找到 Susan 的午餐。Susan 每天至少锻炼一小时，几乎没怎么坐下来过。

有时，治疗进食障碍的临床医生会向专门治疗进食障碍的营养师咨询。有时营养师会根据患者年龄和身高所对应的体重标准来计算理想体重（ideal body weight，IBW），或者他们可能计算体质指数（body mass index，BMI），后者定义为体重（千克）除以身高（米）的平方。无论是哪种方法得出的体重，都可以作为指导康复的合理体重范围。这有助于明确你的孩子体重降低或增加的程度，以及他离与其年龄、成熟度和身高相符的体重标准还有多远。营养师也可以为你、孩子和医生提供关于健康所需的营养指导建议。

诊断进食障碍所面临的挑战

在适当的咨询结束后，如果你们授权医生诊断的话，孩子可能会被诊断出进食障碍主要类型中的某一种。然而也有可能，评估将得出与进食障碍类似但并非进食障碍的诊断。有时，对噎食的恐惧会导致拒绝进食，这也可能看起来像厌食症。在这种情况下，适当的治疗应该是针对其他疾病——抑郁和焦虑——而不是进食障碍。

诊断是为了帮助临床医生针对特定的问题给出最好的治疗建议。这样你就会明白评估医生给孩子下诊断的意义。我们认为很重要的一点是，你应该了解美国精神病学协会的《精神障碍诊断与统计手册》(*The Diagnostic and Statistical Manual of Mental Disorders*，DSM) 中关于进食障碍的描述，在美国，它是诊断精神问题的参考标准。

Carlos 一直以来都超重。他的母亲和姐姐也超重。当 Carlos 开始上八年级时，他决定减肥。他的父母支持这个想法，因为他们认为这将改善他的健康并提升自尊。Carlos 减肥很有决心，在两周多一点的时间里，通过很少量的饮食以及步行和慢跑的锻炼，他减掉了 10 磅。在接下来的两周里，Carlos 增加了运动量，继续吃得很少。他又减了 5 磅。他越来越专注于减肥。他早上起得很早去跑步，熬夜做仰卧起坐和抬腿。在接下来的一个月里，Carlos 又减了 5 磅。他现在的体重与他的身高对应的标准相符，但他的父母注意到他并不满意。Carlos 说，他想再减 20 磅。老师们说，Carlos 在课堂上注意力不集中。Carlos 说，他只是在核算他那天摄入的卡路里。他仍能取得好成绩，但他不再有时间和朋友在一起，因为他要锻炼。他的父母试图让 Carlos 多吃点，但他不愿意。

当 Carlos 去看心理医生时，他被告知他患有进食障碍。Carlos 抗议说，他并没有太瘦，也没有把食物吐出来。心理学家指出 Carlos 完全被减轻体重、食物、计算卡路里和过度锻炼所占据了。Carlos 反驳说，他只是"变得健康"，他已经厌倦了肥胖。当 Carlos 被告知需要治疗时，他哭了起来。

当读到 Carlos 的案例时，我们并不明确他是处于神经性厌食的早期，或是有发展出神经性贪食的风险，还是有可能发展成暴食障碍？可以明确的是，Carlos 患有进食障碍并且需要帮助。

虽然会面临困境，不知该如何开始，正如我们这里所描述的，你应该比较确定什么时候开始行动。现在是时候了。有一件事你可以确定，进食障碍一旦形成，它是不会放弃对孩子情感和身体的牢固掌控的。我们知道，无论是神经性厌食还是神经性贪食，患者患病时间越长，治疗起来就越困难。例如，对于神经性厌食，在患病数年后仍能获得有效治疗的循证依据很少；而对于神经性贪食，如果未得到治疗，病情会趋于慢性化，常见的情形是在数年的时间里症状会反反复复。在采取行动上拖延只会使这些疾病更进一步渗入生活，使你更难成功地帮到孩子。所以现在就开始行动！

延伸阅读

[1] American Psychiatric Association. Diagnostic and Statistical Manual of Mental Disorders, Fifth Edition, 2013. Washington, DC: American Psychiatric Association.

[2] C. G. Fairburn, K. D. Brownell, Editors. Eating Disorders and Obesity: A Comprehensive Handbook, Second Edition, 2002. New York: Guilford Press.

[3] D. M. Garner, P. E. Garfinkel, Editors, Handbook of Treatment for Eating Disorders, Second Edition, 1997. New York: Guilford Press.

[4] D. Le Grange, J. Lock, Editors. Eating Disorders in Children and Adolescents: A Clinical Handbook, 2011. New York: Guilford Press.

[5] J. Lock. The Oxford Handbook of Child and Adolescent Eating Disorders: Developmental Perspectives, 2012. New York: Oxford University Press.

[6] J. K. Thompson. Handbook of Eating Disorders and Obesity, 2004. Hoboken, NJ: Wiley.

第 2 章
齐心协力

每个人都很困惑

Bridget 拒绝和家人一起吃饭。她的母亲告诉她的父亲，Bridget 正在经历一个特殊阶段。她只是需要时间自己做决定。Bridget 的父亲不同意。他觉得她影响了整个家庭，不应该被区别对待。Bridget 的妹妹很生气，因为她还得和父母还有弟弟一起吃晚饭。Bridget 的弟弟说，他很想念 Bridget，问她为什么现在不和他们一起吃饭。

没有人知道该怎么办

Bella 患神经性厌食已经两年了。她每周见两次治疗师，见一次营养师。Bella 说，治疗师告诉她，她需要自己决定要吃什么并且好起来，她的父母不应干涉。治疗师对她的父母也这么说。营养师对 Bella 在吃什么、吃多少方面给出建议。Bella 的父母不知道 Bella 的体重是多少，也不知道营养师的建议是什么，但 Bella 仍然很瘦，她的食物选择仍然非常有限。

你感到害怕和愤怒

这是本周第三次 Sam 在吃完晚饭后立刻去了洗手间。Sam 的父亲跟他保持一个安全距离，也跟着去了洗手间。通过紧闭的门，Sam 的父亲听到了打开冲淋的声音，几分钟后他听到了一阵呛咳和呕吐的声音。Sam 的父亲站在门外，默默地哭了起来。

你很无助

你刚离开儿科医生的办公室。Laila 自从一个月前来这里，体重又增加了 5 磅。你在她的床底下和衣柜里找到了快餐包装纸。你晚上听到她爬下楼梯的声音，第二天早上醒来，看到废纸篓里塞满了丢弃的纸盒和包装袋。

你可能被治疗师和朋友们告诫，也可能在书上或网上读到过，如果孩子患有进食障碍，你不应干涉，而是让治疗师帮助孩子解决这个问题。你被告知这种不干涉的方式是正确的，因为进食障碍的一个突出特点是关于掌控的需要。据报道称，患有进食障碍的青少年有“失控”感，这让他们感到焦虑，所以他们寻求控制他们认为能控制的东西——他们吃什么。你也可能被告知，这些失控的感觉可能来自你作为父母所做的事情。你可能会被告知，你要么太过侵入、纠缠和控制，要么太过疏远、疏离以及虐待孩子。不管怎样，看起来你可能是问题的根源，因此你怎么可能成为解决方案的一部分？事实上，你离得越远越好。

所有这些你都听到过，但你觉得它们不对。你怎么可能眼睁睁地看着自己的女儿挨饿，或在洗手间外听着儿子在里面呕吐却袖手旁观呢？你如何向其他孩子解释，你知道他们的兄弟或姐妹没有吃东西，或者有暴食或呕吐，但你帮助他的方式就是让他自己管好自己？他们是不会接受的。你其他的孩子已经在努力让你的儿子或女儿多吃点，不要再吐了。你觉得这些说法不对，因为作为父母，你的直觉告诉你，当孩子遭受痛苦的时候，袖手旁观、什么都不做是错误的。这么做对你来说也没有意义，因为你知道你应该能够帮助他们，你需要帮助他们。

为什么找到帮助进食障碍患者的方法如此困难？如果你的孩子有其他问题，甚至是非常严重的疾病，如癌症，你会知道该怎么办——你会带他或她去医院，请最好的医生，在放疗、手术或化疗期间陪伴、支持你的儿子或女儿。你会确保你了解这些药物，并确保孩子服用了它们。你会确保你的女儿或儿子参加每一次预约好的随访，并且你会注意复发或其他问题的迹象。

换言之，无论怎样，你都是帮助者之一。如果需要的话，你可以请假或者辞职。你会借钱来支付治疗费用。你会询问医生，并仔细斟酌他们的所有建议。你不会把所有决定都留给孩子，因为你知道孩子不会或者不能完全理解这些决定和选择的复杂影响。你会做这些事情，因为你是父母。

然而，当孩子有进食障碍的时候，你却只能干着急。你不知道孩子正在做什么治疗。你不确定有什么选择。你被告知不要干涉治疗师和营养师的建议。你被告知不要多管闲事。

十三岁的 Sarah 因饥饿导致心率和血压过低，5 个月来第三次住院后，她的父母忍无可忍了。每次 Sarah 回家，她都答应多吃一点，但她总有借口。Sarah 的治疗师觉得她并没有在治疗中努力。Sarah 的营养师说，除非她同意多吃点，体重增加，否则不会再见她了。Sarah 的儿科医生认为她应该被送到住院治疗中心，在那里，她将得到 24 小时的护理、个人治疗、团体治疗、舞蹈治疗、宠物治疗、娱乐治疗、药物治疗和艺术治疗。这样她的父母会在 500 英里（1 英里≈ 1.61 千米）之外。Sarah 不想被送走。她已经尽力了。

十七岁的 Tony 在学校里每天吃午饭后都会呕吐。男孩们听到他吐的声音，并告诉了辅导员。她现在给你打电话了。Tony 说，那天他得了流感，吃了让人不舒服的东西，或者根本不回应。他说如果你送他去看精神科医生，他就退学。

你想知道为什么进食障碍和其他疾病如此不同。你为什么不能帮上忙？有提供帮助的方法吗？一定有办法可以帮上忙。

确实有提供帮助的方法。

进食障碍的本质是如何让父母和孩子对立的

你知道孩子在患上了进食障碍后已经改变了。你观察到他变得冷漠，看起来抑郁、情绪化、易怒，对食物（可能还有其他的东西）很强迫。在某些情况下，青少年已经比较突出的完美主义倾向被进一步强化了。实际上，该期间，孩子的驱动力也更强了，无论在好的方面还是坏的方面。到底发生了什么？

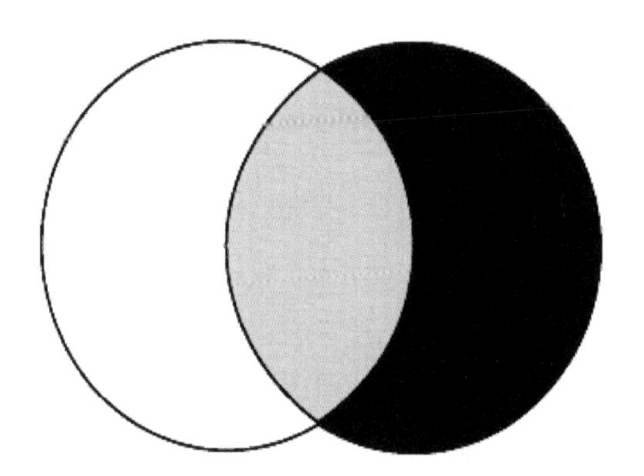

图 2-1 进食障碍是如何遮蔽孩子真实的自我的

我们喜欢使用维恩图来描述发生了什么（图 2-1）。一个圆圈（白色）代表在进食障碍开始之前的孩子。另一个圆圈（黑色）代表进食障碍。随着时间的推移，进食障碍圈逐渐覆盖了代表孩子的圈。代表他的圆圈图案仍在那里，可以辨认，但现在被进食障碍所改变。因此，他的许多特质，虽然仍然存在，但都被进食障碍所影响。比如说，他倾向于完美主义。这一特质现在仍然存在，但现在特别突出地表现在与食物有关事上——精确地计算卡路里、准确地测量、强迫性地阅读标签等。或者他本来就容易焦虑，现在他的焦虑在吃饭时更加明显了，他拒绝和家人或朋友一起吃饭。他的动力也被转向了其他方面。他现在每天锻炼 3 ～ 4 个小时，强度越来越大。我们更倾向于认为，进食障碍是在利用孩子的个性（通常是很有力的部分）来对付他。这就是为什么你的孩子很难靠自己与疾病对抗的原因之一——他在与自己对抗，与自己的决心、动力、完美主义和强迫特质做斗争。孩子的个性和进食障碍的特点结合后的产物令人困惑。你知道孩子的性格特点，但它们的焦点发生了变化——转向了食物、体重和锻炼。这让人不知道接下去该怎么办。可能你很看重的孩子身上的某些东西，现在却成为你帮助他的障碍。这里举一个例子：你的孩子是一个非常有天赋的芭蕾舞者。她得了神经性厌食。你看到她正在减肥，但她在舞蹈公司的作品中扮演了主要角色。她的天赋、坚持不懈和雄心壮志得到了回报，但它们也被用来加重神经性厌食对生理和心理的破坏。作为父母，你在支持孩子的天赋和让神经性厌食变得更加根深蒂固之间左右为难。

也许这个例子太简单了。假设你的女儿是一名高中生马拉松运动员。她可能是这个州最强的运动员。然而，为了提高成绩，她开始呕吐和不吃东西。她的表现确实有所提高。然而，她锻炼得越来越多，她的表现开始变差。你知道她有进食障碍并且应该退出运动队，但你的女儿哭着说，如果不跑步，她会变得抑郁，会自杀。这是她最在意的东西。

这里还有另一个例子：你的孩子正在准备 SAT 考试。他一直是一个全 A 学生（优等生），并且正在参加大学预科课程。然而，他的 SAT 成绩并没有达到他所渴望的名牌大学的录取标准。除了厌食症，他已经成为一个过度专注的学生——熬夜到很晚，很早就起床——为重新参加 8 个月后的 SAT 考试做准备。你发现他对课业的专注实际上也阻碍了他正常饮食，你还可以听到他在深夜的学习间隙锻炼身体。他告诉你他必须为 SAT 而学习，也需要通过锻炼来保持清醒。你也想让他进入想上的大学，但你也看到他变得越来越瘦，眼圈越来越黑，越来越远离朋友和家人。

以上所有的例子都说明了进食障碍的本质是如何让父母感到困惑，并可能使他们与孩子对立起来的。然而，进食障碍的症状还会以其他方式导致父母和孩子之间的冲突。最令人困扰的问题之一是这些疾病的发病时间。他们通常发生在青少年更有独立的能力，当然也对独立很感兴趣的时候。因此，你既要与疾病的症状做斗争，又要与自主性增强的正常发展阶段做斗争。换句话说，有时你不知道是在与进食障碍做斗争还是在与典型的青少年争取自主权的努力做斗争。当孩子对你说："我已经长大了，可以自己决定吃什么了。"这听上去很有道理。唯一的问题是，当青少年因为进食障碍而做出决定，并为之战斗时，这场战斗的结果"已经定了"——进食障碍赢了，你和孩子都输了。

Lidia 一直特别独立。当她还是个学龄前儿童时，她会花几个小时学习系鞋带，而不是让别人帮她。她的父母一直尊重 Lidia 的这种精神，在她努力完成任务时给予支持，因为他们能够理解她自己的努力。十几岁时，Lidia 就会自己选课程，决定和谁交朋友以及选择自己的衣服。因此当她开始减肥而她的父母试图介入去帮助她时，Lidia 异常强烈的反对就在意料之中了。她为每一口食物而战，用水把自己灌满，拒绝吃母亲做的任何东西，因为她担心母亲在里面放了黄油。起初，她的父母认为这是正常的青少年叛逆，并推迟采取任何明确的治疗行动。Lidia 继续减肥，然后开始出现暴食和呕吐。现在他们意识到，他们与 Lidia 抗争的不是普通的青少年问题，也不是理性问题。这些证据表明 Lidia 的思维出了问题，她患上了进食障碍。

随着对自主性的努力追求，青春期对保护隐私的愿望也愈发强烈。这也促进了进食障碍的发展。进食障碍倾向于秘密行动，以避免被发现，从而防止被干预。因此，由于其他人尊重青少年对隐私的需求，进食障碍可能会持续数月甚至数年，而没有人真正觉察到它们的存在。这是事实，尽管青少年自己经常留下大量的线索。有些人把他们吃的食物包装都放在床下的盒子里；另一些人把呕吐物吐到塑料容器里，并把它们藏在壁橱里；还有一些人减掉了很多体重，却穿着长袖运动衫或宽松的衣服掩盖身材。即使你已经注意到了其中的一些行为，但询问这些行为也感觉像是一种刺探。这就是青少年对隐私的需要带来的影响。

很显然，进食障碍的症状、孩子的人格特质，以及青春期对自主性和隐私的期望，使得我们很难知道该如何应对这个问题。你能怎么做呢？

现有的治疗方法如何加强了家庭角色的困惑

治疗青少年进食障碍的主要方法有家庭治疗、个体精神动力性治疗、认知行为治疗和辩证行为治疗。作为重要的临床干预措施，这些治疗方法无疑可以帮助许多患有进食障碍的青少年。但与此同时，这些疗法中关于父母参与部分的一些构想对孩子以及作为父母的你们来说都是有问题的。

关于父母在进食障碍的治疗，尤其是神经性厌食的治疗中的作用，长期以来存在着争论。最早描述神经性厌食治疗的医生对此有不同意见。在十九世纪末，法国的 Charles Lasegue 认为父母对治疗至关重要，而英吉利海峡对岸的 William Gull 爵士则认为父母是“最糟糕的陪伴者”。目前的许多方法要么排斥，要么责备父母，采用明确的或隐晦的方式，导致父母对他们是否以及如何能帮助孩子治疗进食障碍感到困惑。此外，由于神经性厌食在精神和医学问题方面的严重性，住院或居住式治疗（residential care）[①]经常被推荐。这就需要把患有神经性厌食的孩子与你以及其他家庭成员分开。“与父母隔离”仍被认为是需要的，目前在欧洲仍然很普遍，尽管这类长期住院的费用高昂，在美国已经成为负担。

除了与父母隔离，门诊针对青少年进食障碍的个体治疗也强烈建议父母不要介入。这些方法将患有神经性厌食的青少年视为由于与父母（通常是母亲）的关系有问题而自我意识不足。这种不充分的自我意识被认为是由对孩子的需要没有充分的培养和尊重，以及没能将母亲的养育需求与孩子成长中独立的需求分开所致。这些发展过程中的失败导致孩子将自我认同感建立在过分遵从父母和其他权威的期望之上，而对自己的需求和愿望几乎毫无觉察。在青少年时期，这种顺从的策略开始动摇，但由于害怕被父母拒绝、感到无力以及对自己真正愿望的缺乏觉察，青少年转向极端节食和对瘦的非理性追求，以此来表达内心对分离和个体化的焦虑。他感到“失控”，因为他没有内在的资源来应付青春期和成年期需要的独立思考和行动。专注于他能控制的东西：他的体重和进食，能为他提供一些自我认同而使他安心——尽管他只追求瘦。通过这种方式，神经性厌食与正在形成的自我认同错综复杂地联系在一起，使得对它的挑战变得困难。

当然，许多患有神经性厌食的青少年似乎在与典型的青春期问题做斗争。但是，那种暗示治疗只聚焦于青少年，通过与治疗师的关系来重新养育他们的看法，这从几个方面来说都是有问题的。首先，几乎没有科学证据支持这样的观点，即患有神经性厌食的孩子的父母，尤其是母亲，在如何养育孩子方面与其他人存在系统性差异。大多数神经性厌食患者的父母都有其他正常的孩子，这些孩子是在相似的养育方式下长大的。对神经性厌食患者母亲的喂养方式的研究表明，这些喂养方式与常见的喂养方式并无本质区别。例如，尽管一位研究人员发现，“挑食和过早引入固体食物”可以预测青春期进食障碍的发病增加，但相同的方法用在其他兄弟姐妹身上并不会导致进食方面的问题。此外，

① 居住式治疗：有别于住院的病房环境，居住式治疗是指在家庭以外的适宜居住的环境和设置下为成人或儿童提供长期的治疗和 / 或护理。——译者注

对有过度卷入孩子成长迹象的父母的精神病理学研究也没有发现他们与其他父母之间的差别。研究显示，由于被评估的家庭都处于孩子极度饥饿的危机中，这就不可能得出在没有这些应激情况下关于家庭功能的结论。换言之，即使那些研究发现在孩子患有进食障碍的家庭中有侵入和过度介入的证据，也只能说，这些差异存在于进食障碍发生之后，而不是之前。这是很重要的，因为正是这种假设——父母，尤其是母亲，导致了他们孩子的神经性厌食——支持了临床上认为父母应该被排除在治疗之外的观点。

Jamal 在学校一直表现良好，尽管他有点害羞。他不太喜欢艰苦的运动，但他擅长网球和游泳。当他十四岁患上神经性厌食时，他的父母带他去看精神科医生，医生说他认为 Jamal 正为独立而斗争，在情感和性方面有困惑。精神科医生建议用精神分析来帮助 Jamal 解决这些问题，而不是通过让自己挨饿来避免这些问题。他的父母只想给儿子最好的，而且他们有足够的钱来支付高额的心理治疗——或者任何可以帮助他的东西。

Jamal 一开始很高兴去接受治疗。他从来都是个听话的孩子。即使在十几岁的时候，他也很少对父母的要求顶撞或抱怨。然而，随着时间的推移，Jamal 开始抱怨完成家庭作业（他在一个强化班上）以及自己的锻炼计划（包括早上游泳 2 小时和下午跑步）花了他很多时间。他说他喜欢这个治疗师。他们谈论他的朋友和父母，但很少谈论饮食和体重。

他的父母尽职尽责地每周有四个下午带 Jamal 去治疗。然而，几个月后，他们没有看到任何改善。事实上，他们觉得 Jamal 越来越糟。他还在减肥，甚至吃得更少。他的治疗师告诉他们让 Jamal 决定吃什么和什么时候锻炼，他们听从了这个建议，尽管他们一直很担心。当 Jamal 开始拒绝接受治疗时，剧情到达了高潮。他说他看不出有什么去的理由，他感觉好多了。但他的父母并不这么认为。

还有一些个体治疗的追随者基于一些发展性的考虑而排斥父母。发展理论家们建议，为了支持青少年的自主性发展，父母大多数时候应该被排除在治疗之外。为了支持与年龄相称的自主性，一些临床医生认为，必须由青少年自己来面对神经性厌食的挑战，或多或少地作为再次进入青春期的前奏。根据这一流派的观点，父母只会强化青春期前的状态，加深孩子因神经性厌食而产生的退行。

> Gary 是高中划船队的一员，他患上了神经性厌食。一开始他是为了在这项运动中取得更大的成功，尽可能地保持健康和苗条。当 Gary 的父母带他去看心理医生时，她说 Gary 正在为努力争取变得更加独立，但他害怕长大后要承担的工作和人际关系的责任。她建议 Gary 得到帮助来变得更加自主，他应该被允许对生活有更多的掌控，就像一个十六岁的男孩应该做的那样。Gary 的父母同意他应该独立，但他们认为此时他病得太厉害，无法做出正确的决定，他们担心如果他做出更糟糕的决定会对他的健康造成影响。治疗师解释说，冒险和探索是青春期的一部分，有必要更加信任 Gary，如果需要的话允许他犯错。
>
> Gary 在组队比赛中表现出色，但到了赛季中期，他已经不能参加比赛了，因为他失去了更多的肌肉，甚至没有力气进行短距离划船。Gary 说他知道自己犯了一个错误，现在他会吃得更多来恢复肌肉。他这样做了一段时间，但又担心身材会走样，于是又一次减少了饮食，增加了运动量。Gary 的父母想要干预，去帮助他们的儿子，但因为他们想尊重他在青春期对独立的需要，他们退缩了。

你只要想想患神经性厌食的孩子的行为就可以看出这种疾病有效地阻断了青少年的发展。它使孩子脱离了身体成熟的正常轨道（例如，月经停止）；鼓励他们远离同龄人，而原本他们需要与同伴更多地连接以获取独立；这个疾病还导致他们比正常的青少年更多地依赖父母和家庭。有什么理由认为，患有神经性厌食的青少年应该在没有父母有力帮助的情况下去面对与这种疾病作斗争的挑战呢？毕竟，一般来说孩子都会在父母的帮助下应对青春期的挑战。事实上，那种认为青少年必然会经历与父母暴风雨般的、充满冲突的关系的假说已经不再得到广泛的支持。我们现在知道，功能最好的青少年是那些在青春期持续地获得父母有益帮助的人，他们的父母通过发展出的技能来帮助和支持青少年度过这个培育自主性的时期。这对于面临这样或那样困难的青少年来说可能尤为重要。也就是说，那些不仅要面对青春期可预期的挑战，还存在躯体或情绪问题的青少年可能更需要依靠他们父母来确保他们最终能够成功应对并完成青春期的发展任务。因此，对于患有神经性厌食的青少年来说，能够在与疾病的斗争中得到父母的支持可能更为重要。

许多人认为，应该通过个体治疗来解决导致进食障碍发展和维持的基本问题，而不是通过父母管理。进食障碍通常被描述为与“控制”有关的疾病，因此人们认为在饮食和节食方面剥夺青少年“控制”的权力会使问题恶化。的确，进食障碍会导致对食物和体重的高度焦虑，而且确实，当患者感觉他们正在控制他们生活的这些部分时，焦虑会相对且短暂地减轻。然而，焦虑会迅速恢复，带着新的坚持，导致更强的限制和控制，结果引起体重的加速下滑和焦虑上升。患者们报告了他们的头脑里充满了诸如计算卡路里、阅读食谱、算脂肪克数、称重、测量、特殊烹饪用具、盘子等东西，感到心烦意乱。由于焦虑的间歇性缓解使得伴随着这些先占观念的痛苦变得可以忍受，但却强化了这些行为。

然而，如果说进食障碍是一种与控制有关的疾病，那么这种控制的感觉是相当虚幻的。与其说患者没有控制感，不如说他们需要感觉到有控制感。这种差异至关重要。追求苗条、减肥、节食等，都是在寻求控制，而不是真正意义上的控制。从这个意义上说，认为青少年需要维持对自己的饮食和节食的控制是一种臆想，因为当他开始患有进食障碍时就失去了控制，但他却不断地努力让自己相信，他会控制一切。从这点上来说，患有进食障碍的青少年需要有人来控制局面，或者至少帮助他控制局面，而不是任由他用不断虚弱的能力来满足疾病对他行为及心理上的要求。

讽刺的是，那些以让青少年来控制饮食和体重之名，或多或少地提倡了父母隔离的治疗方式，实际上剥夺了大部分的控制。住院治疗项目通常坚持定量的食物或液体补充剂的摄入，而患者在这方面是没有控制权的。营养师定期为患者制订饮食方案，并要求患者遵守。一些再喂养治疗（经专业设计用以快速恢复体重的治疗方案）会简单地诉诸经鼻导管喂食，甚至都不需要患者咀嚼和吞咽。然而在出院时，父母却被告知让孩子自己选择食物。有趣的是，大多数较年轻的患者在接受此类治疗时都会体验到一段时间短暂的焦虑缓解。也就是说，当别人控制了他们的饮食和体重时，他们常常可以让自己摆脱对这些担忧的焦虑。这在很大程度上可以解释住院再喂养治疗在纠正神经性厌食引起的急性体重丢失和营养不良方面取得的成功。如果大多数进食障碍患者不接受这些干预措施，这些治疗就不会成功。

为什么进食障碍患者不像在家里那样反抗这些侵入性的治疗呢？有人提出，对抗和直接反抗是违背他们的本性的。另一些人则认为，这些人有极大的信心（在某种程度上是有道理的），一旦他们被允许重新自我管理，他们就能很快减掉增加的这些体重。这两种观点都可能是正确的，但后一点毋庸置疑。虽然大多数再喂养项目都成功地帮助神经性厌食患者在住院期间（或其他强化治疗中）吃得更多，但许多人在出院并自我管理后，增长的体重又丢失了，并又回到了限制性的行为模式中。接下来的问题是，怎样才能尽可能地将他们在治疗项目中获得的进步持续下去。

Lilly 是一个早熟的十岁女孩，在夏令营减肥后患上了神经性厌食。她因严重的饥饿状态而住院。在医院里，Lilly 起初反抗进食，并哭喊着要她的妈妈。她因思念家人和朋友而抱怨。她讨厌不能去上学。对这些行为都很有经验的护理人员在用餐时始终如一地出现在她面前，并平静地坚持让 Lilly 把饭吃完。他们和她一起等待，在需要的时候鼓励她，并对她吃饭的时间设定了限制。正餐间有规律的时间间隔，零食也是有规律地供应。Lilly 的体重增加了，似乎不那么受进食症状的困扰，三周后她出院回家。

Lilly 几乎立刻又开始限制自己的饮食。她的父母不知道该怎么办，尽管他们现在对神经性厌食的了解比以前更多了。Lilly 说，她和那位营养师已经共同制订了一个她应该遵循的饮食计划。她的父母并不真的明白是怎么回事。与此同时，Lilly 立即开始上学，以她一贯的精力投入学习中。随着她学习越多，越关注成绩，她吃得也就越少。不到两个月，Lilly 就又回到了医院，体重甚至比第一次入院时还要轻。

父母被排除在个体治疗之外的另一个原因是有人认为青少年进食障碍患者的父母也

过于关注体重和减肥。从某种程度上讲，这个说法是合理的，儿童和青少年正是通过父母作为媒介来学习和过滤文化中有关瘦身理想（thin ideal）的信息。那些对自己、他人以及孩子的体重过度强调和关注的父母，更可能会让孩子对自己的身体产生不满，他们会把父母传达的瘦身理想内化。出于这个原因，那些注重改善对体像不满，或者更重要的是，对体像歪曲的治疗方式，将父母排除在外，认为可能是父母导致了孩子在自我评价中越来越倚重瘦身理想。虽然毫无疑问，父母可以影响减肥的想法和行为，但很少有父母会支持与进食障碍有关的体像歪曲，即使他们自己也有这种疾病。相反，父母经常能够从现实的角度对这些歪曲的想法和态度进行检验，并且还可以调解其他社会文化压力的影响，如使用酒精和毒品、性活动和社会角色适应。

可能导致父母被排除在治疗之外的另一个原因是，许多治疗师认为是父母造成了这种疾病，或者是他们的行为使病情恶化。家庭本身与神经性厌食的病因和维持有关。最著名的关于家庭作为神经性厌食病因的构想是建立在 Salvador Minuchin 及其同事观察到的心身家庭（psychosomatic family）进程之上的。这些临床研究人员将心身家庭（包括有神经性厌食患儿的家庭）的特征描述为纠缠、过度保护、避免冲突、僵化的，并说每个特征都导致青少年在向青春期过渡的过程中出现困难。

（1）在纠缠的家庭中，个体的需要不清晰且难以得到主张。

（2）过度保护的家庭阻碍了青少年承担必要的社会和心理风险，而这对于发展自主性至关重要。

（3）那些倾向于避免冲突的家庭阻碍了为独立思考和行动而必须做出的努力。

（4）僵化的家庭在面对青春期孩子与其他更年幼孩子的不同需求时，在适应角色和功能的必要转变上出现困难。

除了家庭进程中的这些问题外，心身家庭还被认为存在结构性问题，例如，孩子在什么地方承担了父母的角色，以及 / 或者父母在面对青春期发展的挑战时放弃了责任。其他研究人员认为，父母与患有神经性厌食的孩子之间的情感联结（依恋）可能存在问题。有些人认为，父母与孩子缺乏真诚的、深入的连接，促成了一种假性独立。如果孩子们发展出了这种“假性独立”，那么这种独立将在青春期难以维系，诸如进食障碍之类的问题也会随之而来。

Lan 和她的家人在了解到家庭问题常常是儿童出现进食障碍的原因后，开始接受针对神经性厌食的家庭治疗。Lan 的父母都是专业人士，在各自的职业生涯中都取得了很大的成就。她的父亲是一位经常出差的会计师，母亲是一位内科医生。他们没有别的孩子。Lan 是个有点焦虑的孩子，但随着时间的推移，她变得越来越自信，从表面上看，她轻松地完成了小学学业，在学校的社交也不错。当她在八年级患上神经性厌食时，这是她父母第一次发现有问题的迹象。

她的家人与心理医生见了面，医生认为她与父母关系太亲密，尤其是与她的母亲。与母亲过于紧密的关系妨碍了 Lan 作为青少年更加独立的需要。另外，在一定程度上是因为 Lan 和她的母亲关系如此紧密，这提示 Lan 的父母没有连接在一起，相反 Lan 篡夺了父亲的角色。最后，治疗师说，这个家庭需要解决他们压抑的愤怒。他们需要承认彼此之间的分歧，Lan 的家庭同意去尝试。

几个星期来，治疗师让家人描述他们之间的冲突，在这一点上都是关于 Lan 不吃东西这件事。治疗师承认不吃东西是他们争论的主题，但提示不吃东西只是其他未被他们说出的冲突带来的症状。这个家庭越来越感到困惑，但他们仍努力想找出问题所在。根据治疗师的指示，Lan 的父母花更多的时间在一起。Lan 则被鼓励把时间花在家庭以外，大部分时间她都是跑步或去健身房。与此同时，她继续减肥，连续 8 个月没有月经。Lan 的父母问治疗师，什么时候 Lan 才会好起来。

关于青少年神经性厌食患者的父母和家庭的病理的研究文献充满了困难，也远没有清晰的结论。许多研究人员和临床医生争论称，并不是家庭，而是疾病和家庭对疾病的体验导致了青少年神经性厌食的一些问题行为。换言之，家庭变得过度保护是因为他们的孩子生病了。他们变得相互纠缠是因为他们试图了解孩子发生了什么，因此显得有侵入性和过度卷入。他们想避免冲突是因为害怕事情变得更糟。他们变得僵化是对疾病带来的压力所做出的反应。虽然这个争论还没有解决，但是许多临床医生的立场是假定父母和家庭在被证明无罪之前是有罪的，从而为限制父母参与治疗找到理由。

尽管许多临床医生都持这一立场，但多年来，父母不必参与治疗的观念日益受到挑战。家庭治疗师认为神经性厌食患者的家庭不仅需要参与治疗，而且对恢复过程至关重要。然而，许多人仍然得出这样的结论，因为他们认为家庭是神经性厌食的“问题”所在，因此忽视对家庭的治疗就意味着让疾病的核心部分溃烂。直到最近，青少年神经性厌食患者的父母和家庭才被认为有可能对神经性厌食的康复产生积极的影响，而不是问题的起因。

家庭成员如何同心协力与进食障碍斗争

如前所述，当前很多的治疗方法都将父母和其他成员排除在外，只跟他们做些表面功夫，或者指责他们造成了疾病或使疾病恶化。然而，以家庭为基础的治疗（family-based treatment，FBT）却采取了一种不同的观点。这一方法的基本原则最早是二十世纪八十年代在伦敦莫兹利医院（Maudsley Hospital）发展起来的。这种形式的家庭治疗并不责怪家庭，而是鼓励家庭成员积极支持他们的孩子，担负起帮助他们的孩子正常饮食的责任，帮助营养不良的孩子恢复体重，并使日常活动正常化。与目前使用的许多其他方法不同，这种治疗方法实际上已经在一系列试验中得到了研究，这些试验提供了证据，证明这种方法是有效的。的确，这是在治疗神经性厌食方面唯一一个拥有大量实证支持的治疗方法（参见第 6 章）。

FBT 的基本理念如下。首先，帮助父母和整个家庭理解进食障碍有多严重。为了做到这一点，治疗师回顾了青少年发生了多大的变化，以及如果进食障碍得不到控制，随之而来的严重问题（医疗和心理）的发展轨迹。接下来，治疗师帮助家庭成员了解他们对于改变疾病的结果有多重要，同时提醒他们先前在解决其他家庭问题方面的能力和获得的成功。治疗师还提醒父母，除非他们准备好把孩子送走，不然他们应该担负起根本的责任，建立起一个环境以支持进食及体重相关行为的改善。这种责任会让父母感到难以承受，因此要让他们确信治疗师会帮助他们，不是通过告诉他们该做什么，而是通过与他们一起回顾他们的成功和困难，以及一同商讨如何利用好父母和兄弟姐妹提供的资源来解决问题。

以此作为动力，治疗师利用他或她的专业知识和经验，指导父母如何努力改变以适应不良的进食行为。当与治疗师一起合作时，大多数父母能够比较快速地对这些行为做出巨大的改变。当这些行为不再是主要问题时，治疗师鼓励父母帮助青少年在适当的指导下独立管理饮食。一旦青少年能自己管理饮食和体重，治疗师会与家庭成员讨论关于如何应对更普遍的青春期议题的策略，并以此结束治疗。这有助于让家庭为离开治疗、继续正常的生活做好准备。

在我们的中心，我们已经使用这种方法治疗青少年进食障碍患者超过 15 年了。无论在研究中还是临床工作中，我们都使用这种方法，不去责怪父母，而是帮助他们更好地去照顾有进食障碍症状的孩子，并为他们提供了大量获得教育和支持的机会。结果，我们看到青少年进食障碍患者的显著进步。不仅他们的症状减轻了，而且从整体来看，他们的家庭也感觉到更有能力去解决其他方面的青少年问题。

即使孩子无法参与这种形式的家庭治疗，采用下述的原则，也可以帮助你找到一种方法，参与到孩子的治疗中，从而使其最终受益。

1. **父母为孩子的康复带来了重要的资源**　可以参与到孩子接受的任何类型的治疗中去。事实上，这正是这本书的目的，向你展示如何在不同的临床设置中采用这种视角来帮到孩子。
2. **父母慎重地对待进食障碍是非常重要的**　FBT 强调的一个观点是“认识到进食障碍是严重的医学和精神疾病”的重要性。事实上它们的确如此严重，作为父母，你需要充分意识到它们可能会杀死或严重伤害孩子。神经性贪食、神经性厌食和暴食障碍不仅仅是减肥过度的问题，它们是真正的疾病。通过强调这一原则，就像在第 1 章开始做的那样，我们希望能鼓励你采取更迅速和明确的行动来帮助孩子。

3. **你需要知道你面对的是什么** 作为父母，你需要对进食障碍有足够的了解，需要知道如何合理地评估孩子是在好转还是恶化。父母为青少年可能会出现的许多困难做好了准备，但可以理解的是，他们并不太了解进食障碍。Maudsley小组以及我们自己的研究中心所做的研究表明，对父母进行教育，告诉他们进食障碍的患者如何思考和行事，以及他们为什么做奇怪的事情，能有助于他们在帮助孩子时更有同情心，更加支持和有效。
4. **这不是你的错** 我们的方法包括对父母的非责备态度。如果你觉得是你导致了进食障碍并感到内疚，那么当你面对帮助孩子改变进食行为的任务时也可能会感到无望和无力。正如我们所说的，我们相信你是孩子成功战胜进食障碍的关键要素。因此，无论是在我们的实践中还是在这本书中，我们的工作是去缓解那些阻碍你投身到帮助孩子恢复健康的焦虑和内疚感。
5. **你需要被赋权以有效地承担起父母的职责** 在与进食障碍的斗争中，充分使用你作为父母的爱和能力是至关重要的。这点在神经性厌食中很容易看到，青少年患者几乎没有任何恢复的动机。如果没有你的力量，孩子会陷入疾病所致的体重螺旋式下降和对于食物和热量的强迫思维中。神经性贪食也是如此，疾病的羞耻感会将孩子囚禁起来。当你能够参与其中并支持孩子度过困境，羞耻感实际上也会减轻。
6. **“同心协力”需要整个家庭的参与** 不仅只有你是孩子的资源。事实上，所有家庭成员都能以不同而确切的方式提供帮助。当孩子有进食障碍时，家庭中的每个人都会受到影响。每个人都在担心或愤怒，或者两者兼而有之。你的其他孩子看到了疾病对你和他们的兄弟姐妹的影响。他们通常最清楚他们的同胞被这种疾病改变了多少。他们清楚记得他们患有进食障碍的同胞有什么样的品质和行为，但现在都不一样了。他们可以为生病的同胞提供支持，尤其是当孩子可能会因为你坚定地要求他参加治疗或对诸如呕吐或不吃东西等行为进行限制而生气时。他们也是带来欢乐和分散注意力的绝佳资源，患者与进食障碍的斗争中会需要这些。

7. **治疗师是你的顾问，而不是老板** 从这个意义上说，所有针对儿童和青少年的治疗都必须认识到家庭关系的重要性。治疗师可能是某一特定领域的专家，但他们不会和你一起回家，也不会常规面对你家里的问题——他们不必定期和你的家人一起吃饭、打扫浴室等。这些是你作为父母会去做的事。治疗师可以帮助你理清问题，有时甚至可以在得到你的认可、支持和理解的情况下独立地和你的孩子一起工作。但归根结底，是你，作为父母在试图解决进食障碍给你、孩子和家庭带来的难题，他们只是你的顾问。

所以，有一种方法，你和家人可以用来帮助你患进食障碍的孩子。它包括，首先，扔掉使你造成问题的想法。这个想法没有证据，还会削弱你提供帮助的能力。接下来，你需要尽力去了解进食障碍患者是如何思考和行事的，是什么推动着他们去做他们所做的那些事。这样你就能更好地应对它们，而不是感到惊讶和被弄得团团转。你找到的任何治疗师，不管他的方法是什么，都应该让你参与进来。你应该询问自己将如何参与其中，以及如何提供帮助。秉持某些方法的治疗师认为他的工作是帮助你去照顾孩子，而其他一些你可能觉得有吸引力的治疗师，可能会更积极看待你的支持性作用。不管怎样，你需要知道这种治疗是怎么回事，它的目标是什么，你要做什么来支持它和孩子。你不应该袖手旁观，而应该为孩子负起责任。不要让进食障碍剥夺你作为父母的技能；不要认为你什么都不知道。相反，应该认为你有权利知道孩子正在接受什么样的治疗，有权利寻找你可以提供帮助的方法，有责任确保孩子得到最好的治疗。

这本书的其余部分旨在帮助父母在积极参与孩子（也包括自己）与进食障碍的斗争时变得更加自信。我们希望告诉你更多关于什么是进食障碍以及他们如何影响孩子和家庭方面的知识。我们将回顾你可能找到的各种治疗方法，并帮助你确定如何参与到这些治疗中去。我们还将向你提供一些例子，说明你可能面对的问题，以及如何解决它们。希望这能让你感到更有力量、更有能力、更有责任感，以帮助孩子对抗进食障碍。

延伸阅读

[1] H. Bruch. Eating Disorders: Obesity, Anorexia Nervosa, and the Person Within, 1973. New York: Basic Books.

[2] H. Bruch. The Golden Cage: The Enigma of Anorexia Nervosa, 1978. Cambridge, MA: Harvard University Press.

[3] A. Crisp. Anorexia Nervosa: Let Me Be, 1995. Hove, UK: Erlbaum.

[4] C. Dare, I. Eisler. Family Therapy for Anorexia Nervosa, in D. M. Garner and P. E. Garfinkel, Editors, Handbook of Treatment for Eating Disorders, Second Edition, 1997. New York: Guilford Press, pp. 307–324.

[5] D. Le Grange, J. Lock. Treating Bulimia in Adolescents: A Family-Based Approach, 2007. New York: Guilford Press.

[6] D. Le Grange, J. Lock, K. Loeb, et al. An Academy for Eating Disorders Position Paper: The Role of the Family in Eating Disorders, International Journal of Eating Disorders, 2010, 43, 1–5.

[7] J. Lock, D. Le Grange. Treatment Manual for Anorexia Nervosa: A Family-Based Approach, Second Edition, 2013. New York: Guilford Press.

[8] S. Minuchin, B. Rosman, I. Baker. Psychosomatic Families: Anorexia Nervosa in Context, 1978. Cambridge, MA: Harvard University Press.

第3章
不要把时间浪费在问“为什么”上

这是我的错吗？

Mike又在凌晨三点醒来，他的妻子Ariana已经醒了，他们正在为患有神经性厌食的女儿Julie担忧，Mike曾与孩子们谈论定期运动的重要性，他现在为此感到悲哀，因为Julie不会停止锻炼。Ariana责怪自己太关注良好营养，现在Julie可以说出每种食物的卡路里含量和脂肪克数，Ariana还谴责自己在家里放了时尚杂志，现在Julie会花很多时间在镜子前观察自己，对肚子和大腿上并不存在的脂肪斤斤计较。Mike和Ariana确信是他们的某些行为导致了Julie的疾病，他们因此感到非常内疚，对未来何去何从也感到茫然无措。

也许在你试图弄清楚如何帮助孩子时，面临的最大障碍就是这样的信息，或隐蔽或公开地认为是你造成了孩子的问题。作为父母，你的所为、你自己的一些失败、你无意识地对你的孩子造成的一些创伤，这些都可能导致进食障碍的发展。然而正如将要讨论的那样，进食障碍的发病原因仍未可知，而父母在其中所扮演的角色是不确定的。父母的一些行为可能会增加孩子面临情绪和生理问题的风险。然而，可能父母做的任何一件事情，比如担心体重、成为素食者或饮食不健康，都不足以被认定为进食障碍的发病原因。

事实是，疾病，尤其是心理疾病的发病原因，并不容易被发现。请记住，人类花了几千年的时间才发现细菌和病毒是导致天花和肺炎等疾病的原因，对传染病而言，起因非常直接，即接触这些细菌或病毒最终会导致传染病的发展（尽管一些人做了一些尝试，试图将神经性厌食解释为接触链球菌的结果，但没有证据表明这是这种疾病通常的病因）。如何解释心理疾病，包括那些具有非常明确遗传基础的心理疾病是如何产生的，依赖于更加复杂的因果关系理论，这种理论既是间接的，也是相互影响的。我们很容易证明，在清除了环境中的某些细菌后，肺炎就不会发生。但是不可能抛开遗传因素谈环境对人的影响，或是反过来（事实上，它们是共同发展且相互影响的）。

尽管心理疾病，尤其是进食障碍的起病原因非常复杂，理论学家们仍倾向于根据假定的原因来支持他们的治疗建议。这令人困惑，有时会产生误导。显然，心理治疗并不依赖于具体的起病原因。如果需要依据病因，就不太有希望找到有效的干预措施。这意味着父母并不需要了解导致孩子的生病原因，也可以帮助他们康复。事实上，关注起病原因常常会分散父母的精力，使他们难以帮助自己的孩子。就像 Mike 和 Ariana 一样，许多父母会陷入“为什么”这个问题当中，最后除了责备自己，被内疚所麻痹以外，别无他法。

尽管进食障碍已经存在了很长时间（有引证可追溯至古埃及），现代人对这些疾病的认识可以追溯至十七世纪 Richard Morton 第一次对神经性厌食的描述，之后十九世纪末，英国的 William Gull 爵士和法国的 Charles Lasègue 也对此进行了描述。自神经性厌食首次被描述以来，有关的病因学理论包括从将其视为纯粹的身体疾病到把它看作是社会力量的结果，而不是一种疾病。相比之下，神经性贪食的概念出现得更晚，Gerald Russell 于 1979 年首次描述了这一现象，最初它被认为是神经性厌食的“一种不祥的”变化形态。在随后的几年中，神经性贪食开始作为一种单独的疾病出现。它的发病原因也是未知的，但它通常被描述为具有生物学、社会和心理根源。近十年，暴食障碍一直被作为一种与神经性贪食有区别的疾病被研究，但直到 2013 年 DSM-5 的出版，暴食障碍才成为一种独立的诊断。回避 / 限制型进食障碍首次出现在最新版的 DSM-5 中。这些疾病的病因尚不清楚。

仔细观察病因中的个体因素

随着理解的发展，进食障碍总体上是由多因素的相互作用所导致的。接下来，我们将回顾一些可能导致神经性厌食、神经性贪食和暴食障碍的理论因素，旨在帮助理解：

① 对进食障碍的发病原因知之甚少；② 根据那些假定的原因所制定的治疗方法可能并没有太大帮助。

虽然说对疾病的发病原因有一些理论上的假设肯定不是件坏事，但如果这些观点尚未得到检验就被治疗师奉为福音的话，这可能会导致一些问题，比如目前在进食障碍，尤其是神经性厌食的治疗中，不以这些观点为基础的治疗方法通常未得到探索。如果这些理论观点强调了父母是导致疾病发生的重要不良因素，这只会让父母因为愧疚而动弹不得，也会让治疗师对父母带有偏见，从而使得父母无法在疾病康复过程中发挥关键的作用。在精神卫生领域，同样的事也在精神分裂症及自闭症上发生过：在现代医学，对这些严重的精神疾病的生物学原因有了更深入的了解之前，这些疾病的发生通常都被归咎于父母。通过在本章解释我们所知道的有关进食障碍的各种潜在病因，希望你相信，正如不应责备任何一个精神分裂症或自闭症患儿的父母那样，你也不应受到责备。把自责抛在脑后，你就会恢复对自己有能力帮助孩子解决进食障碍问题的信心。当你阅读关于进食障碍理论上的病因时，请记住，你的目标是超越这些理论，积极地迎接改变并开始采取行动。

这是生物学问题！

一些关于进食障碍的生物学和遗传学方面的有趣而重要的研究正在进行中。例如，研究表明，神经性厌食和神经性贪食倾向于在家族中聚集，尤其是在一级女性亲属中。在曾有此病史的家族中，进食障碍再次出现的概率是没有进食障碍患者家族的 3 ～ 5 倍。当然，绝大多数家族成员，无论男女，都没有进食障碍。研究人员试图通过确定单独抚养的同卵双胞胎患病概率是否相似，来完善这些关于进食障碍的家族群集现象的观察结果。同卵双胞胎的基因组成完全相同（或者几乎相同），因此，在不同家庭中长大的同卵双胞胎之间，进食障碍发生率的任何差异都可能归因于不同的环境因素。研究人员发现，双胞胎患病的风险显著增加，这似乎是遗传因素而非环境因素所致。因此，进食障碍的易感性似乎是遗传的。因为，至少现在，我们对自己的基因无能为力，我们不能把问题完全归咎于父母、家庭或社会。

不仅进食障碍表现出一些遗传特性，某些性格特质和对不同行为的易感性也可能是有遗传性的。与进食障碍有关的完美主义、强迫症、焦虑、进食行为和消极情绪状态等特质也可能是遗传性的，从而构成了进食问题发展的特殊易感性。到目前为止，研究人员还没有非常明确，但他们认为，进食障碍至少部分是由这些可遗传的性格特征间接引发的。这看起来似乎很有道理。问题是这些性格特征也可能产生非常健康的结果。我们已经发现了很多这样的例子。例如，一个患有神经性厌食的男孩的母亲是CEO，父亲是医生。他们有许多共同的性格特征，如完美主义、有动力和强迫特质，但结果却完全不同，因为在父母身上，这些特征被应用到工作中，而在男孩身上，它们则被用于对节食和减肥的专注。

其他研究表明，某些神经递质与进食障碍的发生有关。神经递质是大脑中的一种化学物质，能影响大脑的各种功能，如睡眠、食欲、情绪和注意力。当这些化学物质出现问题时，这些功能都可能出现问题。许多神经递质（如多巴胺、去甲肾上腺素和血清素）与进食障碍有关。目前研究显示，最重要的神经递质可能是多巴胺和血清素。看来，这些大脑化学物质的调节问题与神经性厌食和神经性贪食都有关系。最近的研究表明，神经性厌食患者对奖赏体验（如进食）的反应并不相同。他们没有享受快乐，反而感到不知所措和焦虑。这表明对多巴胺的过度敏感可能是这种焦虑反应的核心。神经影像学的研究正在试图更具体地分析进食障碍的神经生物学机制，也许有一天我们会更好地了解多巴胺和其他神经递质在进食障碍中的作用。

然而，就目前而言，导致进食障碍这一问题的确切生物学因素尚不清楚，而且不幸的是，旨在解决问题的药物（对抑郁和焦虑问题有效）对进食障碍并不那么有效。但它们确实能帮助某些人——如神经性贪食和暴食障碍患者。因此，现有观点认为，由于某种原因（遗传、环境压力、营养），这些神经递质中的一种或多种（或其他尚未被识别的）出现了问题，增加了进食障碍产生的可能性。这一观点可能是正确的，未来某一天药物可能会在治疗上比现在更有帮助。然而，仅仅关注神经递质是不够的，因为伴随病症而来的行为和思想是独立的，并且会通过习惯和时间得到强化。除非这些思维过程和行为被直接处理，否则只是通过药物来调节神经递质是不太可能“治愈”这种疾病的。

问题都出在头脑中！

Dora 从十三岁时开始限制自己的饮食，试图以此减轻体重。她一直又小又瘦，一点也不想长大。Dora 有点独来独往。在必要时她可以与他人交往，但她显然更喜欢读书或学习。她没有表现出任何浪漫的兴趣，也不像她的朋友那样热衷于男女聚会。她和母亲关系很好，从小母亲就把 Dora 看作一个需要得到她的帮助来应对社交挑战的害羞、脆弱的女孩。

Gull 和 Lasgue 对神经性厌食的早期描述与精神病学和心理学中新兴的精神分析运动相吻合，对半个世纪的精神疾病治疗产生了深远的影响。精神分析从根本上说是一种二元疗法（也就是说，一个治疗师会见一个患者）。它还认为，心理问题源于早期的剥夺、创伤和与父母有关的幻想。这种方法基本上被设计成用于成年患者（虽然弗洛伊德偶尔治疗儿童，他的女儿安娜 · 弗洛伊德为青少年和儿童设计了治疗方法），通过自由联想和梦的解释来探索他们的幻想生活。神经性厌食患者被视为精神分析法的合理候选者，并且通过各种方式解释他们的自我饥饿症状。早期的理论家在很大程度上依赖于弗洛伊德对性压抑的理解，认为性压抑是所有精神疾病的根源，因此，他们关于神经性厌食的理论也符合这一观点。因此，早期的精神分析理论集中于内疚和口唇浸润幻想，减肥被视为一种防御机制，也就是说，不吃是避免性幻想和性感受的一种方式。虽然已经观察到神经性厌食患者常常在性方面回避，可能纠结于人际亲密关系，但是尚不清楚这是否更多是疾病导致的结果而非发病的原因（例如，饥饿导致性激素水平降低，这反过来又导致性生活质量下降）。

后来，Hilde Bruch 提出，神经性厌食患者缺乏自我意识，但这种假设仍然基于精神分析的传统。这意味着患者的社会发育不成熟，心理发育不良。由于缺乏自信和果断，这些青少年转向使用其他方式来表达他们的感受，尤其是他们的愤怒。因此，限制性进食和相关的进食紊乱模式被看作是用以表达这些青少年经历的挫折感和不足感的形式。为了帮忙解决这些问题，精神分析治疗旨在帮助这个有缺陷的自我寻找一种替代性的“声音”来呈现心理上的理解和表达，而不再用紊乱的进食来作为一种交流的方式。的确，与同龄人相比，这些青少年往往显得不成熟、幼稚、不太自信。事实上，有神经性厌食的青少年需要得到帮助来寻找认同感的理论观点非常有道理。但在神经性厌食等严重疾病的背景下，如何帮助他们最好地完成这项任务尚不清楚。

最近另一项研究表明，进食障碍患者的一些问题可能与他们思维方式有关。研究显示，成年进食障碍患者在思维方式的灵活性方面存在问题，这使得他们很难考虑其他选择及从治疗中获益。其他的研究发现，进食障碍患者常常只见树木不见森林，而且会迷失在太多的细节中。过分关注细节会让人更固执且困惑，而且看不到正在发生的问题的后果。目前尚不清楚这些思维方式上的问题与进食障碍的患病风险有何关系，也不清楚这些问题能否在治疗中得到解决，但所有这些都正在研究之中。

问题都出在家庭里!

Hiro 的父母相处并不和睦。他的父亲是一个忙碌的外科医生，母亲参加了许多慈善活动和社会活动。父母之间很少有公开的冲突，但他们也很少在一起。Hiro 的父亲在凌晨四点半去上班，晚饭后回来。Hiro 的母亲经常在晚上外出参加筹款计划会议。有很长一段时间没有人注意到 Hiro 停止吃东西了。最终当他的父亲问他是否在减肥并着手安排体检时，他已经减掉了将近 25 磅。当一家人一起坐下来接受治疗时，这是他们印象中几周以来第一次在一起。

Heather 的母亲在她十二岁的时候把她送去和父亲住在一起，因为她和 Heather 一直在吵架。这个安排一直都很顺利，直到 Heather 的父亲再婚。Heather 和她的继母相处得不太好。Heather 觉得被人欺负，而她的继母觉得不被尊重。Heather 搬回来和妈妈住了。在此期间，Heather 开始节食并呕吐。她说她觉得自己又胖又丑，没人喜欢她。她几乎没有朋友，非常孤僻。她的母亲也忙于自己的工作和社交生活。

二十世纪六七十年代出现了家庭治疗，它是从精神分析的基础理论发展起来的。像精神分析的实践者一样，许多家庭治疗师把神经性厌食视为潜在心理病理的一种症状性表达，问题出在作为一个整体的家庭内部。因此，传统的家庭治疗试图改变观察到的家庭内部的问题，或者如果这样做失败了，则将孩子从家庭中隔离开来。另一种形式的家庭治疗，即所谓的神经性厌食症结构性家庭治疗（可能是最著名的方法），是由 Salvador Minuchin（神经性厌食家庭治疗的先驱）基于家庭的临床观察而设计的。由于孩子在帮助家庭回避冲突中发挥了关键作用，所以他们认为尽管家庭成员没有意识到这一点，但自我饥饿实际上得到了家庭的大力支持。结构式家庭治疗试图通过识别和挑战父母和孩子之间的不恰当的联盟来改变家庭组织，鼓励兄弟姐妹之间发展更强的相互支持，促进开放的交流。目的是减少孩子对父母的情感投入，提高父母工作的有效性。因此，这种方法也有力地支持了这样一种观点，即家庭，尤其是父母，在某种程度上是导致神经性厌食的原因，没有得到帮助只会使这个问题持续下去。有关这一观点的研究数据相当矛盾。一些研究表明，有些家庭确实存在 Minuchin 描述过的特有问题，而另一些研究似乎并没有发现这些家庭和所谓的正常家庭之间的区别。然而，即使存在这样的差异，也不清楚它们与进食障碍的发展有何关系。换言之，一个家庭可能存在很多问题（就像 Heather 的例子），但是我们不能也不应该去下这样一个定论，即这些问题和进食障碍之间有直接的联系。

这只是个阶段！她会长大的！

Mimi 一直是个好学生，但在社交方面“反应迟钝”。在她六年级的时候，她们全家搬到了另一座城市，这个时候 Mimi 感到难以结交新的朋友。她抱怨新学校，感到寂寞。她幻想着回到自己的家乡，在那里她更快乐，更被接纳。刚过完寒假，Mimi 第一次来月经。她告诉她的妈妈这很疼，她不喜欢。尽管她的母亲试图给她支持，Mimi 仍然很难过。不久之后，Mimi 开始节食。她告诉她的母亲，她肚子不舒服，或者她现在很紧张，所以吃不下。随着时间的推移，她吃得越来越少，她的父母也越来越担心。所以当体育老师打电话要求和 Mimi 的父母见面时，他们并不惊讶，但他们也不知道该怎么办。

进食障碍通常开始于青春期。正因如此，许多理论家认为这些障碍与这个特定的发展时期有关，特别是与争夺自主权有关。伦敦精神病学家 Arthur Crisp 在二十世纪七八十年代提出了一个神经性厌食病因的理论模型，他推测神经性厌食是因恐惧而回避进入青春期的结果。也就是说，患神经性厌食的青少年对与青春期有关的生理变化、建立更独立的社会身份以及作为性成熟的个体进入社会关系感到焦虑。过度节食和锻炼导致的体重减轻恢复了青春期前的身体形态和激素状态，这种医学和心理上的继发性影响使青少年回到幼儿的依赖状态。显然，这种幼儿的状态能够帮助他实现避免青春期斗争的目标。这个理论据说适用于患有进食障碍的青少年，它充分尊重了青少年和家庭的正常发展过程，并且为青少年的治疗提供了一个很好的思路。尽管如此，对于发展问题是理解进食障碍的关键这一观点，我们仍不清楚如何才能最好地运用它。此外，某种意义上，这个理论也遇到了关于病因的问题：毕竟，青春期的发展挑战对每个人来说都非常普遍，那为什么只有一部分人会得进食障碍呢？没有人确切知道。

这与西方文化有关！

Darnell 花了几个小时在镜子里研究自己。他把自己与杂志上的男模特和运动员进行比较。他觉得自己的胳膊太松弛，肌肉不结实。他想要更精瘦，有六块腹肌。于是他开始举重，减少甜点和快餐，但很快他开始计算卡路里，出现催吐，以确保体重的减轻。他的朋友们注意到他看上去肌肉发达，身材匀称。有些女孩跟他说话、调情。因此，Darnell 确信他是对的。

另一种对进食障碍发病原因的解释侧重于社会和文化对青少年发展的影响，这种社会文化的力量可能会导致进食行为、体像顾虑和低自尊等问题的增加。虽然这些力量已经影响了女孩们一段时间，但现在我们可以很明显地感觉到这股力量也开始对男孩们产生比过去更大的影响力。在这些社会文化力量中，媒体图像、西方文化理念和财富被认为是影响最大的几个“罪魁祸首”。

媒体

媒体施加的力量在儿童很小的时候就影响了他们。对于女孩来说，芭比娃娃和类似的玩具很早就设定了不切实际的身材标准。对于男孩来说，拥有不切实际的体重和肌肉的男性形象也在增加。二十世纪七十年代，第一次出现了基于《星球大战》系列电影改编的动作人物形象 Han，当时他还有着正常的身材比例，然而最近出现的动作人物形象越来越离谱，肌肉发达得不可思议。此外，在对《花花公子》(*playboy*）和《花花女郎》(*playgirl*）插页模特的研究中还记录了一种持续的趋势，即男性和女性模特的体脂在不断地减少，瘦得越来越厉害。随便看看时尚杂志或电视节目，你就会发现一大堆身材非常苗条的男女模特，他们的身材都极瘦且肌肉发达，他们都在引领最新的时尚。然而，媒体力量的危害在于，这些玩具、形象和模特给易受影响的儿童和青少年男女设定了不健康的关于美的标准。

Lia 长大后想当模特。她买了所有她能找到的时尚杂志。她一有机会就会去购物，花了很多时间打扮自己。高中二年级时，Lia 去了一家模特公司面试。她被告知有一张漂亮的脸蛋儿，但如果她想要成为模特的话，还需要减掉 15 磅。Lia 体重并不超标，但她认为如果可以成为一名模特，减肥是值得的。于是 Lia 开始节食、锻炼，服用减肥药控制食欲，使用泻药“净化”身体。她最终瘦了 8 磅，朋友和家人都说她看起来很好。然而，Lia 觉得她还可以瘦一点。她继续限制自己的食物摄入，如果她吃了，即使是正常的一顿饭，她也会把它吐出来。

西方文化中的瘦身理想

大众媒体对我们所有人，尤其是青少年的生活有很大的影响。围绕食物和体重的社会价值观长期以来影响着我们的行为。例如，在十六世纪，人们崇尚长得胖一些，这使得人们更倾向于多吃一些，而过瘦则是社会地位低下甚至疾病的标志。在汤加的太平洋岛屿，在二十世纪九十年代初引进电视之前，人们根本不知道什么是进食障碍，所有人都吃得很多且身材肥胖，电视出现之后，就开始出现了进食障碍，年轻的女孩和妇女们开始担心自己的体重，开始控制饮食。

西方关于美和体型的观念正在渗透到世界各地的其他文化中，特别是在亚洲。在过去的几年里，进食障碍在日本、新加坡、中国台湾和中国香港明显发展迅速。一项对移民的研究表明，从非西方文化转向西方文化的年轻女性患进食障碍的风险增加。

Indira的父母都是工程师，他们在Indira两岁时从印度搬到了美国。她在学校表现很好，在学术和体育方面都很出色。然而，在刚进入高中的时候，Indira开始减肥，并开始抱怨自己的肤色。她让父母给她买蓝色的隐形眼镜。Indira解释说，她希望能够减肥并戴上蓝色隐形眼镜，以便与她就读的私立学校中的大多数白人朋友们更好地相处。Indira的父母对她这种身份认同的发展感到担忧，他们认为Indira的神经性厌食是她在白人占多数的群体中作为少数人存在的矛盾与冲突的体现。

Indira对自己经历的描述与一些跨文化研究一致，这些研究表明，移民，尤其是非白人移民，正经历着越来越多的进食障碍问题。在这些青少年中似乎存在着一种日益增长的文化压力，也就是说，他们需要更加“融入”和“接纳”白人文化的瘦身理想。为了做到这一点，一些青少年试图改变他们的外表，特别是他们的体重，以变得更有吸引力和竞争力。在心理上和情感上，为了达到西方以瘦为美的标准，一些年轻人开始用不健康的方式减肥，以致他们患上了进食障碍。

与西方审美导致的问题有关的是女权主义者对于进食障碍及疾病发展的观点。其基本观点是，西方这种强调以瘦为美的理念，是针对女性和女性身体的大规模文化攻击的一部分，这种攻击旨在削弱女性的力量。这是通过设定不切实际的吸引力标准来实现的。当女性觉得自己达不到这些标准时，她们的自尊就会降低，自我价值感也会降低，更没有能力表现自己。此外，显然这些感觉和看法导致了进食障碍——这是对女性大规模的攻击的结果。

关于进食障碍的发展，女权主义的观点在以下几个方面具有启发性。首先，它整合了美丽、力量和性别的观念，这是进食障碍患者的共同主题。它还综合了文化和媒体在进食问题发展中的作用。此外，它还表明，即使是富裕阶层的女性（参见下一节）也不能幸免。尽管通常没有明确表述，但女权主义的观点也为进食障碍为何以及如何在男同性恋人群中更为普遍提供了部分理由。然而这一观点不太能解释异性恋男性、运动员和宗教人士中的进食障碍，因为这些人不太可能成为女权主义文学作品中描述的那些媒体和其他主流社会力量的受害者。

财富

进食障碍，尤其是神经性厌食，长期以来都与较高的社会经济地位联系在一起。“人不嫌瘦，钱不嫌多（You can never be too rich or too thin）”这句格言抓住了这种联系的本质。这种联系有几种可能的起源。第一种是相当具体的：富人不再需要担心基本的生存问题，而变瘦则体现了这种自由。第二种更为微妙：就是说，财富赋予了一种特殊的地位，一种优越的地位，使人无须进食。当然，财富和时尚的结合助长了这样一种幻想：有钱就是变瘦，反之亦然。事实上，神经性厌食似乎在富裕家庭中更为普遍。这并不是说它不会发生在不那么富有的人身上，因为它肯定会发生。

然而，财富本身是否是风险因素尚不清楚。就像之前提到的那样，一些家庭之所以更富有，部分原因可能是他们具有的某些性情或性格特征，在应用于商业工作时，会走向成功，而当应用于节食时，则会导致神经性厌食。因此，把财富本身看作是神经性厌食的原因可能是一种同义重复（tautology）。另一方面，其他进食障碍，如神经性贪食和暴食障碍，似乎并没有像这样按照社会经济地位聚集在一起。相反，它们在社会经济、文化和种族上分布更为广泛。然而，神经性贪食患者可能对文化、媒体或地位（财富）的影响更为敏感，这种敏感性可能会促使他们进食障碍行为的发展或维持，但具体程度尚未可知。

是创伤造成的！

一般来说，精神疾病与性虐待和精神创伤之间有着长期的联系。研究人员对性虐待和进食障碍之间的联系特别感兴趣，因为许多患有进食障碍的年轻女性向她们的医生或治疗师报告了这类经历。大多数研究发现，性或身体虐待实际上是进食障碍的一个风险因素，尤其在神经性贪食中，但并没有一种明确的进食障碍和虐待之间的联系被证实过。基础理论认为，性创伤可能会加剧人们对身体的焦虑，加剧人们对体重和体型的过分强调，并导致进食障碍的想法和行为的发展。虽然这个理论是合理的，但并不适用于所有人，因为大多数进食障碍患者都没有受到虐待或精神创伤。就像前文提到的神经递质一样，只关注虐待或创伤似乎不太可能缓解进食障碍症状，这些症状随着时间的推移会呈现出自己的独特性，需要具体问题具体解决。治疗师的困境在于，很容易将性虐待或其他创伤作为治疗的唯一焦点，因为虐待是如此具有破坏性的事件。然而，在我们看来，这样做可能会使治疗进食障碍变得更加困难。

创伤在一些儿童和青少年回避 / 限制型进食障碍的病因学中的作用似乎很重要。许多人报告说，出现避免进食的关键事件是噎食事故。在发生这种情况之后，一些孩子变得担心因噎食窒息或者死亡，因此他们害怕进食。

不要纠结于“为什么”

如果现在看来，所有提出的导致进食障碍的原因都是有道理的，或者都是没有道理的，请放心，这两种说法都是正确的。这只是一个角度问题。同样，聚焦于你的孩子为什么会产生或维持进食障碍也没什么帮助。我们想象一下，假如你的孩子患的并不是进食障碍，而是癌症。没有人确切地知道她为什么会患上癌症，医生开出的治疗方案并不是针对癌症的起因，而是关注疗效——切除恶性肿瘤，用放疗和化疗来预防长出新的癌症病变。

有许多针对儿童癌症的治疗是非常有效的，尽管癌症的发病原因通常是未知的，但治疗却不一定要针对病因才能起作用。医学上的许多其他疾病也是如此。例如，对于糖尿病，我们通常不知道为什么身体停止分泌足够的胰岛素，但我们可以通过药物控制疾病。其他例子如一些类型的癫痫。我们通常可以识别出大脑中电脉冲出错的那部分，有时可以通过手术切除那部分。然而，通常情况下，我们使用保守但同样有效的方法：通过药物来治疗这种疾病，癫痫也得到了控制。这样的例子不胜枚举。重点是，对于大多数疾病，我们不得不对症治疗——在很多情况下，我们最终会在治疗过程中消除了疾病——但对于精神疾病，我们却希望治疗聚焦于根除这种疾病。这在很大程度上是因为心理和精神病学研究对心理解释和冲突非常感兴趣，尤其是进食障碍。然而，正如我们所见，我们对病因是什么所知甚少。如果我们试图通过消除这些只是通过猜测而来的病因来治疗这种疾病，要如何期望根除这种疾病呢？

你想知道孩子为什么患上了进食障碍是可以理解的。这似乎是一个随机且不公平的事情，它给你的孩子和家庭带来了烦恼、危害和困境。心理学家和精神病学家执着于探索病因也是可以理解的。不幸的是，尽管对进食障碍发病原因的研究可能最终帮助我们防止其发展，但以病因为导向只会让医生或治疗师偏离正轨。在治疗过程中，纠结于病因使得治疗师和父母无法投入精力解决眼前的问题，即让饥饿的孩子好好活着并恢复健康。孩子正在你面前挨饿或呕吐，但你和治疗师却在讨论有关他焦虑和进食问题的遗传易感性、讨论你作为父母是多么的控制，他的心理是多么的不成熟，以及社会对于美的标准的问题，这些讨论是不合时宜的，并且会让你偏离轨道，至少在治疗最初会让你走弯路。而这段最初的时间是非常宝贵的，你可能浪费不起。事实上，这种对病因的思考和专注有时会直接影响到进食障碍的发展，因为没有直接的干预，不良的行为和想法会持续存在且愈演愈烈（有关这一现象的更多内容参见第 5 章）。我们知道，一个人减肥、保持低体重、清除和暴食的时间越长（换言之，他的慢性病越严重），他成功摆脱进食障碍的可能性就越小。任何疾病都是如此。在接受治疗之前，你患糖尿病的时间越长，就越难以控制，长期影响就越大。癌症、心脏病和其他使人衰弱的疾病也是如此。在这种情况下，重要的是迅速果断地采取行动，而不是仅仅考虑病因。

不纠结于“为什么”说起来容易，做起来难。在混乱的进食行为和体重问题尚未得到解决的时候，我们建议把对病因的探索推迟。追究这些问题会导致一种思维方式，这种思维方式类似于试图给一个醉酒的人做心理治疗：你不能这么做，因为那个人不能理解你说的话。你必须等到他清醒了，或者至少有点清醒了，你才有可能和他交流。与此同时，你得让他清醒。这意味着把酒精从他的身体里清除出去，并试图阻止他再次喝酒。对于进食障碍，至少在一开始，我们认为你必须做同样的事情。停止那些导致问题的行为，并避免它们重复出现，这样才可以讨论与疾病相关的问题。

也许不要纠结“为什么”的最重要原因是孩子正需要你的帮助。把“为什么”放在一边，在这样做的时候，希望你不要感到羞愧和内疚，你要把自己看作是帮助孩子获得治疗和支持的最优人选，并带着信心和承诺参与到治疗中来。

延伸阅读

[1] E. P. Anderson-Fye, A. E. Becker. Sociocultural Aspects of Eating Disorders, in J. K. Thompson, Editor, Handbook of Eating Disorders and Obesity, 2004. Hoboken, NJ: Wiley, pp. 565–589.
[2] C. M. Bulik. Genetic and Biological Risk Factors, in J. K. Thompson, Editor, Handbook of Eating Disorders and Obesity, 2004. Hoboken, NJ: Wiley, pp. 3–16.
[3] A. H. Crisp. Anorexia Nervosa: Let Me Be, 1980. London: Academic Press. A. Field, Risk Factors for Eating Disorders: An Evaluation of the Evidence, in J. K. Thompson, Editor, Handbook of Eating Disorders and Obesity, 2004. Hoboken, NJ: Wiley, pp. 17–32.
[4] W. Kaye, J. Fudge, M. Paulus. New insights into symptoms and neurocircuit function in anorexia nervosa, Nature Reviews Neuroscience, 2009, 10, 573–584.
[5] K. L. Klump, S. A. Burt, A. Spanos, et al. Age Differences in Genetic and Environmental Influences on Weight and Shape Concerns, International Journal of Eating Disorders, 2010, 43, 679–688.
[6] K. Klump, K. Gobrogge. A Review and Primer of Molecular Genetic Studies of Anorexia Nervosa, International Journal of Eating Disorders, 2005, 37(Suppl.), S43–S48.
[7] M. Levine, K. Harrison. Media's Role in the Perpetuation and Prevention of Negative Body Image and Disordered Eating, in J. K. Thompson, Editor, Handbook of Eating Disorders and Obesity, 2004. Hoboken, NJ: Wiley, pp. 695–717.
[8] R. Morton. Phthisiologia: Or, a Treatise of Consumptions, 1694. London: Smith and Walford.
[9] M. Nasser. Culture and Weight Consciousness, 1997. London: Routledge.
[10] M. Nasser, M. Katzman, R. Gordon, Editors. Eating Disorders and Cultures in Transition, 2001. New York: Brunner-Routledge.
[11] W. Vandereycken. Families of Patients with Eating Disorders, in C. G. Fairburn and K. D. Brownell, Editors, Eating Disorders and Obesity: A Comprehensive Handbook, Second Edition, 2002. New York: Guilford Press, pp. 215–220.
[12] S. Wonderlich. Personality and Eating Disorders, in C. G. Fairburn and K. D. Brownell, Editors, Eating Disorders and Obesity: A Comprehensive Handbook, Second Edition, 2002. New York: Guilford Press, pp. 204–209.
[13] S. Wonderlich, R. Crosby, J. Mitchell, et al. Eating Disturbance and Sexual Trauma in Childhood and Adulthood, International Journal of Eating Disorders, 2001, 30, 401–412.

第二部分

理解进食障碍

第 4 章

知道你正在应对的是什么

进食障碍的复杂性

我们没法告诉你如何解决问题，除非你知道自己面对的是什么。每天，无论是在家里还是在工作中，在制定应对特定挑战的策略之前，你首先都要弄清楚自己面临的挑战是什么。无论是让汽车开动，还是让收支保持平衡，让助手更有效率，还是让销售团队超过去年的总收入，你都要根据自己对问题的理解来决定解决方案。帮助孩子克服进食障碍也是一样的。

在阅读过本书的第一部分后，如你所知，进食障碍是神秘且特殊的。我们对神经性厌食、神经性贪食和暴食障碍的科学理解还存在很多空白。而我们现在所知的是进食障碍和其他影响儿童和青少年的精神问题有很大区别，这使得治疗成为一个持续的挑战。这些空白源于一个事实，即有关儿童和青少年进食障碍问题的研究相对匮乏。例如，在写本书的时候，只有 5 篇关于神经性厌食的心理治疗的研究被发表，关于神经性贪食的研究一篇也没有。而另一方面，大众媒体的曲解和讹传使得进食障碍的治疗更具挑战。

如果你要帮助一个患有进食障碍的孩子，你必须知道你在做什么。在本章中，我们将提供关于这些疾病最新的、基于科学的信息。在此基础上，你的努力将有可能获得最大的成功。

再多次的声明这一点也不为过：去了解疾病。它可以挽救你孩子的生命。

进食障碍是一种伴随严重医学后果的心理疾病

说到复杂：没有任何其他心理疾病像进食障碍一样影响儿童和青少年的病理思维、

行为和情绪，并导致如此严重的短期和长期医疗并发症。由于这些个人思维、感觉和行为方式的紊乱反过来会导致食物摄入的剧烈变化，进食障碍可能比目前已知的任何其他精神疾病都更容易引起生理疾病。这意味着父母和卫生保健机构不仅要了解这些疾病的心理机制并使用心理治疗，还要警惕孩子生理健康的变化。事实上，不管怎么说，在大多数情况下，你应该首先处理孩子的健康状况。正如我们将要详述的那样，饥饿会带来一些医疗风险。此外，你在孩子身上发现的许多心理症状都是这些医疗问题的直接后果。因此，至关重要的是，无论是门诊、住院还是家里，你的孩子首先要进入到一个可以照顾他的生理状况并提供支持性环境的治疗中，之后，才可以开始探索他疾病的心理机制。

如何定义进食障碍

正如我们在第 1 章中所述，进食障碍有四种主要类型：神经性厌食、神经性贪食、暴食障碍和回避 / 限制型进食障碍。它们之间有区别，但也有许多共同的特点。当我们问“什么是进食障碍？”时，我们需要同时考虑它们的相同点和不同点。有时候确实很难判断四种类型中哪一种最为准确，因为随着时间的推移，多达三分之一乃至一半的患者最终会被诊断出两种或两种以上的不同类型的进食障碍。虽然我们在第 1 章中提过了准确诊断儿童和青少年进食障碍的挑战，但重新审视这些问题依旧很重要，我们把重点放在帮助你识别特定障碍类型间相同及有差异的特征。

Annette 今年十六岁，从十二岁开始她就患有进食障碍。在过去的 4 年里，她大部分时间都在医院里进进出出。因此，她很难有时间陪伴父母和兄弟姐妹，在学校里结交朋友，也没什么机会建立家庭以外的有意义的关系并从中学习。此外，尽管她住的医院专科病房通常都有为青少年提供学业教育的项目，她的功课还是落后得很厉害。

每次 Annette 入院，都严重消瘦，这就使得她的医生要求她严格卧床休息，护士和医务人员也会经常来看护她。最终，她的体重开始恢复到健康水平，准备出院由父母照顾。然而，每当这个时候，她的父母总是被告知，作为父母，应该让 Annette 自己管理自己的饮食。但不幸的是，每次她尝试自己吃饭后，都会立即跑到洗手间催吐，因为她无法忍受这样的饱腹感。

如果在医院的话，护士会阻止 Annette 催吐，但在家里，由于医生的建议，她的父母不再干预。因此，在她的门诊儿科医生每周的检查中，Annette 的体重一次又一次地呈螺旋式下降。她的儿科医生担心 Annette 出院后体重下降的速度，他也很担心，由于呕吐导致电解质水平下降到危险水平。每隔几周，Annette 就会又把自己搞到住院来恢复电解质的正常水平。尽管为了救命必须这么做，但住院再次使得 Annette 脱离了她的家庭环境、她的朋友和她的学校。对于 Annette 和她的家人来说，这种循环——住院，回家，再住院——以及接受多种药物治疗，已经成为多年来令人无望的常态了。

根据 DSM-5，神经性厌食的诊断标准如下[①]：

A. 能量摄入的限制低于需求，导致体重显著低于相应的年龄、性别、发育轨迹和躯体健康的标准。显著的低体重被定义为低于正常体重的最低值或低于儿童和青少年的最低预期值。

B. 即使处于显著的低体重，仍然强烈害怕体重增加或变胖，或有持续的影响体重增加的行为。

C. 对自己的体重或体型的体验障碍、体重或体型对自我评价产生过分的影响，或持续地对目前低体重的严重性缺乏认识。

否认营养不良的严重性也是一种常见症状，尤其是在年轻的患者中。神经性厌食有两种亚型，一种是限制型，另一种是暴食清除型。在 DSM-5 中，去除了神经性厌食的“闭经”标准。对于成人而言，严重程度的判断（从轻微到严重）是基于体质指数（BMI）；对于儿童和青少年而言，严重程度则是基于相应年龄和性别 BMI 标准的百分位数来判

① 经授权，引自Diagnostic and Statistical Manual of Mental Disorders, Fifth Edition (pp. 338-339). Copyright 2013 by the American Psychiatric Association。

定。BMI 低于相应标准的第 10 百分位数被认为符合神经性厌食所致的营养不良。或者，如果有纵向生长图，可以观察到个体生长轨迹的偏差。

就亚型而言，有些神经性厌食患者仅通过使用极端的节食行为来限制摄入（称为限制型），而另一些人则有反复的暴食和清除行为（使用催吐、泻药和其他缓泻剂）（称为暴食清除型）。但在神经厌食的诊断标准中，有人建议，生长发育受阻是儿童期和青春期特有的一种情况，应取代常用的体重降低的标准。

神经性贪食被定义为同时具有行为和心理方面的问题。行为方面，间歇性的极端节食策略会导致体重的波动，但整体体重维持在正常范围内。DSM-5 中，神经性贪食的诊断标准包括①：

A. 反复发作的暴食。暴食发作同时具备以下 2 项特征。

   a. 在一段固定的时间内（例如，在任意 2 小时内）的进食量大于绝大多数人在相似时间段内和相似场合下的进食量。

   b. 发作时感到无法控制进食（例如，感觉不能停止进食或控制进食品种或进食数量）。

B. 反复出现不适当的代偿行为以预防体重增加，如自我引吐，滥用泻药、利尿剂或其他药物，禁食，或过度锻炼。

C. 暴食和不适当的代偿行为同时出现，在 3 个月内平均每周至少 1 次。

D. 自我评价过度地受身体的体型和体重影响。

E. 该障碍并非仅仅出现在神经性厌食的发作期。

神经性贪食的严重程度（从轻度到严重）取决于不适当的代偿行为的频率。此外，对于被诊断为神经性贪食的人来说，这些行为应该伴随着极端的信念和态度，过分强调

① 经授权，引自Diagnostic and Statistical Manual of Mental Disorders, Fifth Edition (p. 345). Copyright 2013 by the American Psychiatric Association。

控制体型和体重是维持自我价值和自尊的唯一或主要方式。出现贪食的儿童和青少年可能不一定符合这些频率标准（每周暴食和清除的次数），因为病情尚在发展。

DSM-5 中暴食障碍被列入疾病诊断，诊断标准如下[①]：

A. 反复发作的暴食。暴食发作同时符合以下 2 项特征。

  a. 在一段固定的时间内（例如，在任意 2 小时内）的进食量大于大多数人在相似时间段内和相似场合下的进食量。

  b. 发作时感到无法控制进食（例如，感觉不能停止进食或控制进食品种或进食数量）。

B. 暴食发作与下列 3 项（或更多）有关。

  a. 进食比正常情况快得多。

  b. 进食直到感到不舒服的饱腹感。

  c. 在没有感到身体饥饿时进食大量食物。

  d. 因进食过多感到尴尬而单独进食。

  e. 进食之后感到厌恶自己、抑郁或非常内疚。

C. 对暴食感到显著的痛苦。

D. 在 3 个月内平均每周至少出现 1 次暴食。

E. 暴食障碍与神经性贪食中反复出现的不适当的代偿行为无关，也并非仅仅出现在神经性贪食或神经性厌食的病程中。

在年轻的暴食障碍患者中，这些标准有时很难适用，因为暴食可能只发生在父母不在的情况下，因此发生的频率可能更低。此外，由于儿童和青少年并不经常去购买食物，暴食的多少取决于家里有多少食物。出于这些原因，一些人认为，如果你的孩子报告说

① 经授权，引自Diagnostic and Statistical Manual of Mental Disorders, Fifth Edition (p. 350). Copyright 2013 by the American Psychiatric Association。

在吃东西时感觉失控，这强烈提示暴食相关的问题正在形成。

正如引言中提到的，DSM-5 中还有一个新的诊断，叫作回避 / 限制型进食障碍（AFRID）。关于这种疾病我们知之甚少，但是 DSM-5 对 AFRID 的诊断标准如下①：

A. 进食或喂养障碍（例如，明显缺乏对进食或食物的兴趣，基于食物的感官特征来回避食物，担心进食的不良后果）表现为持续地未能满足适当的营养和 / 或能量需求，与下列 1 项（或更多）有关。

  a. 体重明显减轻（或未能达到预期的体重增加或儿童期增长缓慢）。

  b. 显著的营养缺乏。

  c. 依赖肠内营养或口服营养补充剂。

  d. 显著地干扰了心理社会功能。

B. 该障碍不能用缺乏可获得的食物或文化认可的相关行为来更好地解释。

C. 这种进食障碍不能仅仅出现在神经性厌食、神经性贪食的病程中，也没有证据表明个体存在对自己体重或体型的体像障碍。

D. 这种进食障碍不能归因于并发的躯体疾病或用其他精神障碍来更好地解释。当此进食障碍出现在其他疾病或障碍的背景下，则进食障碍的严重程度超过了有关疾病或障碍的常规进食表现并需要额外的临床关注。

这种障碍与心理发展和功能紊乱有关。有些患者非常挑剔，他们对不同的或新的食物也表现出特别的恐惧。他们有时对食物的质地、外观和味道过于敏感。对于吞咽、噎食的恐惧导致进食回避的患者，有时可以确定是某个特定事件导致了这种恐惧。ARFID 诊断标准也适用于对进食不感兴趣或食欲不振的儿童。由于许多原因，ARFID 会与神经性厌食混淆，但主要的区别在于，与神经性厌食相比，这类患者不害怕增重，没有体型

---

① 经授权，引自Diagnostic and Statistical Manual of Mental Disorders, Fifth Edition (p. 334). Copyright 2013 by the American Psychiatric Association。

和体重的顾虑，也不试图减肥。事实上，孩子们通常能意识到自己体重不足，他们可能会说希望自己能吃得更多，增加体重，但他们害怕进食，从而无法进食足够的食物来达到上述目标。

神经性厌食的并发症

在第 2 章中，我们鼓励你们把自己看作是解决孩子进食障碍问题的一部分——但当孩子把你当成疯子，甚至把你当成敌人时，你很难执行这个建议。事实上，和一个患有神经性厌食的孩子住在一起会让你觉得自己简直要疯了。这种病在公开场合是很明显的——显而易见，你的孩子非常瘦弱（如果他没有把自己裹在宽松的衣服里隐藏自己的话），但他很可能会坚持自己并没有什么问题。这种自认为没有问题或“完全正常”的观点，使得神经性厌食成为一种我们称之为“自我协调”的疾病。患有神经性厌食的青少年可能会带着自豪感或成就感来看待自己的疾病，并通过否认来保护疾病。因此，你的孩子可能不愿意寻求或接受治疗。事实上，当涉及并发症时，神经性厌食的这种特殊性往往会使你作为父母的工作变得更加困难。没有患神经性厌食的青少年可能会注意到自己特定的身体疾病，如胃痛或头痛，并且告知其父母。相比之下，患有神经性厌食的青少年几乎不会意识到他们任何症状的严重性，因此也不会向父母提起这些问题。同样地，如果你注意到孩子的健康问题，你将会经历一场艰难且令人沮丧的战斗，因为你很难去说服孩子让他意识到问题的严重性以及有需要同儿科医生商讨。

假设你是 Linda 的妈妈。Linda 今年十七岁了，一直很瘦。你并不是特别关注这件事，毕竟，她看起来一直都很快乐，在学校表现很好，似乎和她的朋友们相处得也很好。你家族所有的女性月经初潮的时间都比较晚，所以你也不是特别担心 Linda 现在十七岁了还没有来月经。一年前，当你带 Linda 去看儿科医生时，医生说不用担心，让她服用避孕药，药物会让她开始月经，之后一切都会好起来的，医生的解释让你仅有的担心也被抛到一边。然而，在过去的一年里，你已经注意到 Linda 变得越来越孤僻，甚至有时看起来很沮丧。她对食物很挑剔，吃得也没有你想象的那么多，你开始怀疑她经常跑步是否会让事情变得更糟。你决定不听儿科医生的安慰之词，而带 Linda 去看一个专门研究进食障碍的医生。

在你、你的配偶和 Linda 与专业团队交谈之后，你们了解到 Linda 的健康状况已经比任何人想象的都要差得多。她符合神经性厌食的标准。除了你所担心的她的情绪问题、社交孤立、不自信以外，Linda 的身体状况让专业团队大为震惊。医学检查显示，除了 Linda 已经持续多年的低体重外，她还患有骨质疏松症（骨质疏松症是一种骨质脆弱、很容易骨折的症状，这在绝经后的女性中很常见，但在一个健康的和 Linda 年龄相仿的人身上非常少见）。更糟糕的是，事实证明 Linda 不再有过去医疗记录中所证实的那样有 67 英寸（1 英寸 = 2.54 厘米）高了。现在她的身高已经下降了整整 1 英寸（在患有骨质疏松症的老年女性中，身高下降是很常见的，但在 Linda 这样的年轻女性中，这种情况几乎不可能发生）。你从精神科团队那里了解到，对 Linda 的治疗将会非常复杂，因为它不仅需要解决她害怕的减肥问题，而且还要帮助她克服情绪问题和社交孤立。与此同时，治疗小组还需解决她的闭经问题（目前通过服用避孕药人工维持），并找出最好的方法以防止骨密度进一步下降。

不可否认的是，所有这些健康问题都令人不安，尤其是当孩子自己否认有任何问题时。然而，父母可能会卷入吃饭问题的斗争，以致有些人忽视了饥饿已经开始危及生命的早期迹象。一旦女性青少年到了明显消瘦的状态，饥饿引起严重问题的早期标志之一就是闭经，在已经发生月经初潮的少女和成年女性中，随着体脂的减少，月经会逐渐减少。令人困惑的是，对于一些人来说，相对较少的体重降低就会引发闭经，但对于另一些人来说，只有非常低的体重才会出现闭经。如前所述，对于没有固定月经周期的青少年来说，情况尤其如此。对于患有进食障碍的男孩来说，发现饥饿问题的早期迹象并不容易，因为没有明显的类似于闭经的症状。如果你担心你的儿子可能有进食障碍，你必须警惕其他并发症的迹象，如低心率、精神不振和低睾丸激素水平。

严重的营养不良除了导致闭经外，通常还会导致其他严重的医疗后果。一些系统受到自我饥饿的影响：中枢神经系统、心血管系统、肾脏系统、血液系统、胃肠系统、代谢系统和内分泌系统。最严重的急性问题是心动过缓、体温过低和脱水。所有这些并发症都可能危及生命。患有神经性厌食的青少年最重要的慢性医学问题是可能存在显著的生长迟缓（患有神经性厌食的孩子可能会在快速增高的阶段发育受阻，因此可能无法达到理想身高）；青春期延迟或中断，会对月经和生育能力造成严重影响；峰值骨量减少，导致骨质疏松症或骨质减少（骨孔隙率增加，可导致频繁骨折）。此外，营养不良还有许多其他不良反应。

1. **体温过低** 低于正常体温。你可能会注意到即使外面挺暖和的，你的孩子却穿了挺多的衣服来保暖。
2. **低血压** 血压降低（成人收缩压小于 90 mmHg）。低血压通常没有临床症状，所以你可能不会注意到孩子有什么问题。然而，如果引起组织灌注减少（例如，血液循环不畅导致手脚冰冷，或伤口愈合缓慢），孩子可能出现心率加快、出汗、头晕、面色苍白。这被称为休克，是致命的。
3. **心动过缓** 心率下降（成人每分钟小于 60 次）或脉搏减慢。对于神经性厌食患者，这与疾病的严重程度有关，但只能通过测脉搏或心电图来观察。
4. **皮肤和头发的变化** 皮肤变得又干燥又薄且容易剥落，头发变脆，出现非常明显的毛发稀疏。这可能是你作为父母开始注意到的少数的饥饿后果之一。
5. **汗毛** 身体上会出现很细很软的体毛，尤其在脸上和颈后。这是身体试图适应新陈代谢减慢的另一种方式，本质上是为了保持核心体温。与其他皮肤和头发的变化一样，你可能会注意到孩子脸上或脖子上的细微毛发的生长。
6. **生长激素变化** 生长激素分泌通常会增加，只有通过实验室测试才能检测到。
7. **下丘脑性腺功能减退** 指性激素减少，导致月经不调，甚至不孕。验血可以检测出这种情况。
8. **骨髓发育不全** 血细胞减少，包括红细胞、白细胞和血小板减少，导致贫血。贫血可能会让你注意到孩子比平时更容易疲劳。在神经性厌食的病例中，并没有发现白细胞计数的降低与免疫功能下降有关。
9. **大脑结构异常，脑的广泛性萎缩，以及局部萎缩** 大脑或部分大脑的体积缩小，在孩子身上没有明显的临床症状，只有当你特别要求进行神经心理学评估时，它才能被检测到。

10. **大脑电活动的变化** 神经性厌食儿童的脑电图（在头部放置电极检测大脑的电活动）通常是不正常的。仅仅通过观察孩子，你是看不到这些异常的。
11. **心脏功能障碍** 这可能包括外周水肿、心脏直径减小、左心室壁变窄、对运动需求的反应减少、心包积液和肠系膜上动脉综合征。青少年孩子可能会说感到疲劳、运动能力下降以及腿部肿胀。心脏并发症经常是致命的，只有在心电图的帮助下才能确认。
12. **胃肠道功能障碍** 例如，胃排空延迟、胃扩张或肠脂肪酶和乳糖酶减少，都可能表现为腹部不适；孩子可能会抱怨在吃得很少之后仍会有胃胀的感觉。同样，只有复杂的测试才能帮助你确认孩子肠胃问题的实质。

虽然这些并发症最常见于患有限制型神经性厌食的青少年中，但也应该考虑其他一些与暴食和清除行为相关的并发症。一旦我们讨论了与神经性贪食相关的医学问题，这些并发症将会变得更加清晰。

神经性贪食的并发症

现年十七岁的Nora从十五岁起就开始暴食和催吐。在过去的几个月里，当她临近毕业的时候，她感到在学校要表现优异的压力越来越大。不幸的是，她还受到男友的压力，要和她发生性关系，这是她不敢做的事情，因为她为自己的“粗腿”和“肥肚子”感到羞耻。她开始更频繁地实施催吐行为，以致她呕出了血。当她站起来的时候，她感到越来越头晕目眩、心跳加速。某天下午，她从学校上车时晕倒了。在她的朋友拨打了911后，她被送往了急诊室，在那里她被诊断脱水和贫血，血钾也很低。

神经性贪食是一种比神经性厌食更隐秘的疾病，患有神经性贪食的青少年更容易隐藏自己的症状。医学并发症也不像神经性厌食那么明显，因为大多数患有神经性贪食的青少年通常有一个看似健康的外表。与神经性厌食不同的是，神经性贪食被描述为“自我不协调”，这意味着患者对自己的症状感到尴尬或羞愧，因此对寻求治疗犹豫不决。

患有神经性贪食的儿童和青少年很少会达到神经性厌食那样的低体重。事实上，虽然有些神经性贪食患者体重很轻，有些会超重，但大多数都在正常体重范围内。不幸的是，我们没有太多关于神经性贪食青少年的研究数据。经验丰富的进食障碍专家发现青少年与成人神经性贪食的典型症状相同。据此，可以假设十几岁的孩子患神经性贪食的并发症与成年患者的并发症大致相同。我们没有任何关于成年人或青少年神经性贪食的死亡数据，但可以肯定的是，有时需要进行住院治疗的并发症——低钾血症、食管撕裂、胃功能紊乱、脱水和立位血压的改变——会导致死亡。确实有一些患有神经性贪食的成年人死于食管撕裂，并伴有广泛的内出血。由于许多患有神经性贪食的青少年有类似于神经性厌食患者的饥饿时期，许多神经性贪食的并发症与神经性厌食的并发症是一样的。然而，由于神经性贪食的主要特征是暴食和清除发作，也会出现一些在神经性贪食中更为常见的特有并发症。

1. **低钾性碱中毒或酸中毒**　低钾（成人每升血液含钾低于 3.5 mmol）和酸碱失衡是密切相关的，因为酸碱平衡的变化会影响功能性的钾浓度。低钾时，你可能会注意到孩子出现全身虚弱和不适。然而，低钾最灾难性的影响可能是心脏电传导的异常，从而导致死亡。
2. **低氯血症**　这种情况是由于机体在存在酸碱失衡的情况下试图保持电中性①而导致的低血清氯水平。缺乏氯会增加血清中碳酸氢盐的含量，从而导致代谢性碱中毒。这意味着身体已经积累了太多的碱性物质（如碳酸氢盐），并且没有足够的酸来有效中和碱的作用。这只能通过验血来检测。
3. **脱水**　由于体液减少，孩子可能会皮肤干燥，站立时会感到疲劳或头晕。
4. **肾脏问题**　包括肾前性氮质血症、急性和慢性肾衰竭。氮质血症是指血液中氮废物的增加（尿素和肌酐），这是肾功能不全的信号。氮质血症可能与全身乏

① 电中性：指溶液中电解质正负离子平衡，整体溶液向外不表现带电的属性。——译者注

力、脸色苍白、厌食（食欲不振）和肿胀有关。肾前性指的是造成这种状况的原因不在于肾脏，而是在肾脏发挥作用之前，如与进食障碍的脱水有关的体液减少。急性和慢性肾衰竭是指肾脏功能障碍或衰竭。

5. **癫痫** 癫痫是大脑神经元异常、突然、过度放电的症状。在全身性癫痫（这里的并发症通常是这种类型）发作期间，孩子可能会经历意识丧失、肌肉抽搐、咬舌头和尿失禁。

6. **心律失常** 许多患有心律不齐的青少年没有任何临床症状或体征，尽管有些人可能会注意到心悸（最常见）、呼吸急促、胸痛、头晕和意识丧失等症状。心律失常可以是致命的。

7. **吐根碱的心肌毒害作用（使用吐根糖浆通便）** 吐根的心肌毒害作用可引起心肌病，在孩子身上表现为意识丧失、疲劳和心律失常。它也可能是致命的。

8. **牙釉质流失和多发性龋齿** 由神经性贪食引起的牙齿损伤，孩子可能报告频繁的牙痛，或你可能注意到他的牙齿健康状况和外观已经恶化。在长时间频繁呕吐的情况下，一些患者几乎失去了所有的牙齿。

9. **腮腺肿大、血清淀粉酶水平升高、胃胀** 如果孩子腮腺肿大，他可能看起来像有“花栗鼠”般的脸颊。

10. **抽筋和手足搐溺** 手足搐溺是指间歇性发作的肌肉痉挛。它还可能与神经过敏、麻木和手脚刺痛有关。

在进食障碍患者的护理中，一个重要的方面是对这些疾病的并发症的认识。父母和医生都很容易低估这些疾病的严重性。只有对青少年的躯体状况完成全面的评估并建立随访，精神病学家或心理学家才能集中精力进行适当的治疗，以解决进食障碍的症状和随之而来的社会心理问题。所以，一定要百分之百确保孩子已经接受了一个全面的医学检查，这个检查需要由了解进食障碍的儿科医生来做。此外，你还要确保自己参与大部分的检查，这样你才可以补充医生所需要的信息，以全面了解孩子的健康状况。我们常常发现，无论是神经性厌食、神经性贪食还是暴食障碍，这些患病的青少年都没有告诉医生所有重要的事实。

暴食障碍的并发症

与暴食障碍相关的主要医学风险是那些与慢性暴食导致的肥胖有关的风险。对于美国和许多其他国家来说，肥胖都是一个严重的健康问题，因为它会导致糖尿病、高血压、缺血性心脏病、卒中，甚至可能导致死亡。

进食障碍常常伴发其他心理疾病

进食障碍伴发其他类型精神疾病的情况并不罕见，至少在成年患者中是这样。在这方面关于青少年的信息较少，但是你应该意识到这种可能性。与进食障碍同时发生的其他疾病——一种被称为共病的情况——会使孩子的治疗复杂化，如果共病没有得到很好的治疗，则可能会降低治疗的成功率。

在 Maria 十二岁时，她第一次被带到这里接受治疗。在她第一次接受治疗之前，她和父母外出度假了几个月。在这次家庭旅行中，她的父母注意到她看起来很虚弱，对饮食越来越挑剔，还要坚持每天至少锻炼一次，父母对此非常担心。当 Maria 的父母第一次带她来治疗的时候，也有一些早期的迹象表明，这个青春期前的小女孩是一个非常坚定、勤奋、挑剔，甚至过度有条理的人。除了对家庭成员表示支持和理解，考虑到他们面临的危机，治疗的首要目标之一就是引导父母帮助 Maria 恢复体重。如果没有体重的增加，Maria 就不可能在初潮来临前进入预期的生长高峰。此外，如果没有恢复体重（以及持续的体重增加，她只有十二岁，整个青春期都需要不断增重），她的身体健康状况将不足以触发她的第一次月经。

虽然体重增加进展顺利，但很明显，还有另一个难题摆在面前，可能会严重影响这个家庭专注于让 Maria 的身心发展重回正轨的能力。她几乎所有的行为都变得越来越仪式化。这对她日常生活的影响是，仅仅是步行去学校就成了一种折磨，因为她不能踩到人行道上的裂缝。在学校里，她只能看一些孩子，而不能看另一些孩子。在家里，她不得不一整天反复地整理自己的房间，以使它“恰到好处”。这些仪式中的大多数，再加上反复出现的“我必须只想‘好’的事情”（至少 Maria 相信这是真的）的想法，使她没有增重。

毫无疑问，所有这些仪式活动都让家里的每个人每天都过得很艰难，Maria 几乎没有时间享受和父母、兄弟姐妹在一起的时光，也没有时间和朋友一起玩，也没有时间做作业。鉴于此，更好地理解这些想法和仪式并给予恰当的治疗，必须被加入一个已经很有挑战的体重恢复和医学随访治疗的方案中。

在每个人繁忙的日程中又增加了几项评估，包括看更多的儿科医生甚至神经科医生。完成大脑扫描，以确保在试图弄明白日益严重的强迫症状时没有什么因素被忽略了。不同的强力药物组合，可能会有严重的不良反应，但这都是为了帮助 Maria 控制侵入性的想法和累人的仪式。总之，她的治疗变得非常复杂，Maria，她的父母，甚至是整个治疗团队都因为这些不同的诊疗内容而感到困难重重。

强迫症似乎是进食障碍的常见共病，尤其是神经性厌食，据一份研究报告显示，三分之一以上的慢性神经性厌食患者都有此共病。因为解决这些症状需要治疗团队的额外关注，如额外的干预——认知行为疗法，以及其他药物治疗——那就很容易理解治疗焦点有可能会从 Mairia 的自我饥饿上移开。这里的困难是要解决共病，但不能忘记主要的工作：处理进食障碍。

抑郁症是另一种很可能与青少年进食障碍共病的精神疾病。根据一项研究，进食障碍患者抑郁症的终生患病率高达 63%。然而，确定共病的抑郁症是一个主要的（独立的）诊断还是自我饥饿的结果（不良反应）是很重要的，这个问题最好由你的青少年精神病学家或心理学家来解决。虽然孩子的医生不总是能轻易区分这两种形式的情绪问题，但有效治疗将取决于对孩子情绪的细致且准确的评估。

临床意义上的抑郁症和由进食障碍引起的情绪低落是两码事，尽管它们看起来很相似。如果孩子除了患有进食障碍之外，还患有抑郁症，那么抑郁症可能会对药物治疗有反应，但也有可能毫无起色，即便治疗对进食障碍有效。但要记住，许多患有进食障碍的青少年表现出焦虑和意志消沉。这种形式的抑郁可能是进食障碍的结果，因为心情不好是饥饿的常见不良反应。同样，当孩子有暴食和清除行为时也会出现这样的情况：这些症状很可能会让她感到忧郁、内疚、厌恶、沮丧、伤心等。

对于抑郁症，你应该确保孩子的精神科医生为抑郁症安排了针对性的心理治疗，在某些情况下，主要的治疗应包括心理治疗和抗抑郁药物治疗。如果你和医生确信孩子的情绪低落是由他的进食障碍引起的，你应该密切观察他的情绪，看是否随着他进食障碍的好转，情绪也得到改善。如果这种情况没有发生，可能需要对抑郁情绪的额外治疗。

该领域的一些研究人员认为，除了强迫症和抑郁症之外，人格特质和进食障碍之间的共病率也高于预期。例如，回避型特质（指在人际关系上过于谨慎、很难交朋友、非常害羞等）经常和神经性厌食共病，很多神经性贪食患者具有边缘性人格特质（他们的行为非常冲动、情绪多变、人际关系极不稳定）。但这些只是成年进食障碍患者可能出现的情况，目前还不清楚人格特质和进食障碍的共病是否适用于青少年或儿童。

尽管如此，许多来自不同理论背景的研究人员报告了不同进食障碍青少年患者的性格构成差异。很多研究表明，患有神经性厌食的女孩通常都很焦虑、压抑和严格控制，而患有神经性贪食的青少年则可能具有所有这些特征，但有些女孩在情感上更不稳定，更冲动和 / 或更不受约束。

然而，当你想知道你的孩子——或其他孩子——有多大可能在患有进食障碍的同时还患有其他的心理问题，要记住两件事情。首先，如果我们想单从症状上把每一种障碍与进食障碍清楚地划分开来，那么就把进食障碍看得太简单了，因为焦虑和抑郁状态常常伴随这些症状。其次，目前的研究也有可能高估了进食障碍患者的共病情况。这些研究项目中的许多进食障碍患者都来自进食障碍专科诊所，因此可能导致研究中严重病患的比例过高。事实上，患有进食障碍的儿童和青少年是多种多样的，尽管他们中的有许多人患有共病，但也有很多人并没有。对于作为父母的你来说，重要的一点是要意识到共病的可能性并警惕其他可能需要专业治疗团队注意的信息。

最后，成年的进食障碍患者中也常常发现酒精和物质滥用的共病，尽管没有研究证明在青少年患者中有这种情况。然而，许多青少年开始尝试酒精和毒品，你的孩子可能也有这种情况。如果你的孩子同时患有神经性贪食和物质滥用，治疗可能会相当复杂。我们之前提到过神经性贪食是一种非常隐秘的疾病，这种隐秘本就使你很难去帮助他。当进食障碍与另一个隐秘的问题（如吸毒）并存时，孩子会非常不愿意让你“干预”这些行为。在这种情况下，你必须非常小心地接近孩子，因为你可能不得不在让他相信你想要帮助他和对抗他之间走钢丝，因为他认为你在多管闲事。

尽管关于青少年进食障碍的共病信息很少，但从成年患者的相关文献和我们自己的临床经验中来看，进食障碍似乎确实变得越来越异质性。这就意味着没有一个“典型的”青少年进食障碍患者，这些疾病通常和其他精神疾病一起出现。显然，这使我们对进食障碍的理解变得更加复杂，而且，正如我们已经证实的，这也不可避免地使治疗更加困难。下面这最后一个例子很好地说明了这一点。

> Tina 从十三岁开始就患有神经性贪食，并且很快就出现了一系列其他的精神问题。最初，她开始跟父母对着干，态度也越来越强硬，后来她开始逃学去公园里和男孩子们见面，在那里她抽大麻、喝酒。起初，她的父母并不知道她的这些行为，也不清楚她的神经性贪食。但随着时间的推移，她的父母发现了这些问题。但那个时候，Tina 已经开始酗酒，并尝试可卡因。在治疗神经性贪食之前，Tina 首先需要接受针对物质滥用的治疗。

现在，你对于进食障碍是严重的疾病，需要重点关注应该毫无疑问了。把第 1 章的标题当作行动的号角。回到第 20 页的警告信息和即刻行动的信息。如果孩子符合这些描述，在进食障碍对孩子的健康造成任何损害之前就采取行动。如果你担心孩子除了进食障碍之外还可能遭受其他疾病的困扰，那就寻求治疗，以防止这些问题造成额外的伤害。

这并不容易。你可能已经了解到，进食障碍的本质使你和孩子对立，因为进食障碍的本质是控制。如果你想让孩子尽快恢复健康，你必须深入孩子的头脑，了解他是如何体验进食障碍的。了解进食障碍如何改变青少年的思维、态度和行为，将有助于你为孩子的生命而战。

延伸阅读

[1] N. Golden, D. Katzman, R. Kreipe, et al. Eating Disorders in Adolescents: Position Paper of the Society for Adolescent Medicine: Medical Indications for Hospitalization in an Adolescent with an Eating Disorder, Journal of Adolescent Health, 2003, 33, 496–503.

[2] D. Le Grange, J. Lock, Editors. Eating Disorders in Children and Adolescents: A Clinical Handbook, 2011. New York: Guilford Press.

[3] J. Lock. The Oxford Handbook of Child and Adolescent Eating Disorders: Developmental Perspectives, 2012. New York: Oxford University Press.

[4] B. Palmer. Helping People with Eating Disorders: A Clinical Guide to Assessment and Treatment, 2000. Chichester, UK: Wiley.

[5] S. Zipfel, B. Lowe, W. Herzog. Medical Complications, in J. Treasure, U. Schmidt, E. van Furth, Editors, Handbook of Eating Disorders, 2003. Chichester, UK: Wiley, pp. 169–190.

第5章

了解孩子的想法

青少年行为背后的歪曲思维

如果孩子患有进食障碍，或者似乎有此迹象，你可能会经常听到孩子对你说，“你们不理解我”，或者“没有任何人理解我”。这种感觉对于一个正在与进食障碍做斗争的人来说是非常真实的，而且在试图理解孩子的过程中你可能会非常受挫。你也很难向孩子传达你的立场。

事实上，你可能不明白孩子正在经历什么。患有进食障碍的儿童和青少年对他们的行为（尤其是与食物、进食、体重、锻炼和健康有关的行为）的看法与外界对此的看法完全不同。进食障碍改变了思考食物和体像的逻辑方式。这种改变扭曲了孩子在镜子里看到的自己。在孩子的大脑中植入了对吃和不吃、锻炼和不锻炼的后果的非理性预期。

除非你开始了解孩子的思维是如何受到进食障碍的影响的，否则你将难以支持孩子对抗疾病。你可能认为孩子的行为是荒谬或肆无忌惮的，但他能从中获得满足，这并不是为了让你感觉不好，他只是希望让自己感觉良好。你可能并不清楚孩子现在的情况有多么糟糕。孩子在照镜子时仍旧觉得自己很胖，并且为自己能够坚持节食而感到骄傲，如果你尚且没有意识到这些，你又如何能希望他可以改变自己的行为呢？

孩子通过进食障碍的透镜看待自己和所有与食物有关的事情。我们把这种通过这面透镜产生的想法称为认知歪曲。在本章中，我们将探讨驱动孩子行为的认知歪曲，这样你就能以他的方式看待事物，从而更好地知道如何建设性地回应。

新的态度，新的方法

在深入研究你可能每天都在尝试处理的特定认知歪曲之前，先想一下你在尝试解决孩子的进食障碍问题时所使用的策略。你是不是想跟你女儿讲点道理？或者你总是假设你的孩子和你以及其他人一样，是用常识和理性思考问题的？现在是时候认识到如果你想帮助孩子从进食障碍中恢复，首先，也是最重要的，你需要一套新的假设和新的策略。

要想准确地了解患有进食障碍的孩子是如何思考的确实是一个挑战。事实上，要完全理解患有神经性厌食或神经性贪食的青少年在饮食、体重和节食等问题上的思维方式，即便对于医生来说也是相当棘手的。你确实应该试着去理解导致孩子行为的思维方式。但你不可能总能理解是什么让他做了这些事，或者总能体会到他的感受。因此，作为父母，最安全的策略就是假设，尽管这对你来说可能很难，孩子在体重和体型问题上的思考可能几乎总是扭曲的，尤其是患有神经性厌食的孩子。

如果你能清楚认识到这些认知歪曲的顽固程度，这将有助于应对孩子的疾病。人们很容易低估这些歪曲现象的顽固程度，你常常会忍不住对孩子讲一些道理。毕竟，这一切对于你来说是如此清晰。例如，当你看着孩子挣扎着去吃一些看起来非常正常的食物时，你肯定会想，或者说，“为什么不直接吃呢？这是非常简单的事情呀。”因此，那些患有神经性厌食的孩子的父母会发现自己在经历了漫长且毫无结果的争吵后筋疲力尽，他们试图说服孩子，一份加调料的沙拉不会有害。而一个患有神经性贪食的孩子的父母可能会发现孩子在卫生间呕吐，他们很可能会忍不住建议他停止这样做，并补充说：“这很容易：你只要控制住自己。”当然，这对你和孩子来说都很不容易。神经性厌食和神经性贪食都对孩子的思维有很强的控制作用，这会使一切劝说和争论都成为徒劳。

父母总是会把话题引向有关神经性厌食或者神经性贪食的一些辩论，他们试图以一种非常理性的方式说服孩子，让他们相信吃东西对他们是有好处的，或者他们需要沙拉，又或者这些父母煞费苦心准备的饭菜不会有害。大多数时候，父母会输掉这些辩论。对于一个患有进食障碍的人来说，这种歪曲的想法是如此根深蒂固地存在于他的认知之中，以致你不可能说服孩子摆脱他的进食障碍。患有神经性厌食的人不会理解你关于为什么要吃这个或那个食物的逻辑清晰的论点。你知道豆子、米饭或鸡肉对孩子来说很有营养，但这些却让他感到恐惧，因为他认为这些食物不好、容易发胖、没有必要、不是正确的食物种类、可怕，或者在其他方面被他认为是不可接受的。

当你发现自己试图与孩子进行理性的辩论时，不妨牢牢记住一个事实：这些认知歪曲通常是饥饿的不良反应，而通过理性辩论消除这种信念几乎是徒劳的。毫无疑问，你可能震惊于在第 4 章中读到的关于饥饿所导致的严重后果有那么多。认知歪曲是另一种严重的后果，甚至可能是所有后果中最糟糕的，因为正是这个后果导致了进食障碍。在这件事上，恢复体重肯定会有帮助，我们稍后会讲到这是如何发生的。

患神经性贪食的青少年和患神经性厌食的青少年在食物对他们的影响上有很多相同的困扰。可能在对食物的禁忌上有一些细微的差别。这并不是说神经性厌食患者不会有一长串的“禁忌食物”——恰恰相反——只是对于神经性贪食患者来说，对一些特定的食物他们有非常明确的禁忌，因为他们知道，如果吃了这些特定的食物将会引发暴食，以及随之而来的清除行为。因为孩子对这一系列事件太熟悉了，所以无论如何都要避免这些特定的食物。

认知歪曲：事物在孩子和你眼中不同的样子

接受这样一个事实，即进食障碍本身使孩子无法在与食物相关的事情上把握现实并接受逻辑。这会带来两个重要的好处。

（1）它可以帮助你将疾病与青少年分开来，从而尽可能地保持同情心和同理心，引导孩子走向康复。将拒绝进食或拒绝接受镜子里的“自己”看作挑衅或其他一些故意的负面行为只会适得其反，加剧你们之间的敌对关系，从而使进食障碍更加严重。我们稍后会在本章和第 7 章中进一步讨论这个话题。

（2）它可以让你把注意力转移到探索孩子与你思维方式不同的具体表现上，从而为你在日常生活中对抗进食障碍提供思路。本章的其余部分将讨论进食障碍引起的常见认知歪曲，以及如何建设性应对的一般性建议。本书第三部分将更详细地介绍如何将这些知识应用到个体化的情境中。

这在消耗她的生命，但你的女儿对拒绝进食感觉良好，因为这是她擅长的事情

患有进食障碍的青少年，尤其是神经性厌食患者，通常都很“努力”。你不能只是“有一点”厌食，你必须是“彻底的”厌食。事实上，你必须比其他任何患有神经性厌食的青少年做得更好。我们经常看到有些患有神经性厌食的女孩，当被告知需要住院治疗时，她们会在我们的办公室大哭，说：“但我会是病房里最胖的厌食症患者！”或者“我不能去那里，我没法像其他人一样‘厉害’。”

患有神经性厌食的青少年通常会因为意志坚定、专注、精力充沛而受到表扬，当然不是因为他们的神经性厌食，而是因为他们在数学、越野赛跑方面，或任何他们想做的事情上的表现。许多父母会这样描述他们患神经性厌食的孩子：“一旦他决定做一件事，你就无法阻止他。”或者“他要做什么事的时候就会全力以赴。”这种品质通常会让他在学校、体育和其他课外活动中取得优异的成绩。可是当除了孩子之外的每个人——你、他的老师和他的同伴——都认识到这些成就而他却没有时，麻烦就来了。对于神经性厌食患者来说，成就很快就会被遗忘，但是失败（真实的或理解上的——获得 A 而不是 A+）会被反复思考，很快就会抹杀掉之前的成就。

这种“全或无”的想法可能是毁灭性的。Susan 为了成为一个完美的学生非常努力，每天都一丝不苟地完成她的作业，晚上和周末都没有时间出去玩，只有完美的成绩单才能强有力地告诉她，她是一个好人，别人会喜欢她。没有这些，她就什么都不是，毫无价值，彻底失败。所以当她微积分得了 B（这是她的第一个 B）时，她崩溃了。她哭着回到家，告诉她的父母一切都完了，“再也没有人会跟我说话了”，她是个“可悲的失败者”“又蠢又笨”又“没用”。

当一个患有神经性厌食的孩子没有达到自己预设的目标时，他通常会从心底里认为自己是一个“失败者”“一事无成”“没有吸引力”等。但事实上，他的标准总是定得很高，而且一直在提高，所有这些都是为了让自己相信自己是值得被爱的。Hilde Bruch 是一位著名的精神病学家，他写了大量关于神经性厌食患者的自我焦虑等问题的文章（参

见第 3 章）。

因此，出于一些我们不完全理解的原因，节食对孩子来说似乎是一个很有吸引力的解决方案——这是一件他认为会“真正帮助自我感觉更好”的事情，特别是在他觉得自己什么都不擅长，同时又认为自己超重，或者在学校有人嘲笑他的体重，又或者很多人都在节食，这似乎是一件不错的事的时候。因为孩子有能力做任何他擅长的事情，或者能全力以赴，所以如果他下定决心要节食或锻炼，他可能也会做得很好。不幸的是，当他开始节食和 / 或锻炼，并成功减肥时，他可能会被他的外表，从同龄人、家人那里得到的正强化，在越野赛跑方面的进步等所鼓舞。这似乎很容易取代大多数其他的成就，而且它很快会成为孩子认为他唯一能做好的事情。

事实上，神经性厌食往往伴随着巨大的自豪感：“我可以对食物说‘不’，其他人没有这样的毅力”或者“当你们所有人都在努力减肥时，我可以减肥成功”，又或者“即使我整天没有吃什么东西，我也可以跑得更远——你们中没有人能做到这一点”。这种“比你更好”的感觉可能很微妙，但如果这是孩子认为他唯一擅长的事情，他会尽一切努力去捍卫它。因此，很快，这种不吃东西的能力就被视为他唯一的成就感，任何试图说服他增重的人都被视为无知，或者残忍和麻木不仁。因此，当其他人对他成功的节食减肥（许多同龄人和父母都做不到这一点）进行批评时，或者试图“破坏”他每天两次的锻炼计划——200 个仰卧起坐、200 个俯卧撑等时，他会觉得不能接受。你的孩子觉得别人只是羡慕和嫉妒他。

对于大多数父母来说，他们的斗争是要解决进食障碍这种钻牛角尖的特点，而不是把那些被视作珍贵的品质从孩子身上拿走。事实上，大多数患有神经性厌食的青少年会让父母觉得，他们想让孩子增重这件事情是非常无情的，而父母必须找到一个方法来坚持自己的努力，帮助他们的孩子把成为一个“成功的厌食者”的能力转向其他更有成效且更健康的努力上。

孩子的行为表明他已失控，但是他将此看作一种保持掌控和表达独立的方式

通常，在追求自主的过程中，青少年寻求掌控自己生活的方式有很多：选择自己的

朋友，驾车去他们想去的地方，制定他们自己的表现标准等。然而，当青少年的选择表明他们没有处于控制之中时——如酗酒、严重的冒险行为以及神经性厌食和神经性贪食，这只是其中的一小部分例子——对于父母来说，问题无疑是如何在独立和控制上设置适当的限制。当节食进展为厌食时，青少年需要得到帮助来重建正常的青少年自主过程和各种尝试，而可用的选择并不包括食物限制。当食物限制导致如神经性贪食的暴食发作及呕吐时，情况也是如此：通常父母必须帮助青少年将进食正常化（每天三顿健康餐），这样，青春期的其他尝试就不会因在进食方面的失控而受到影响。

然而，对大多数父母来说，挑战在于，尽管孩子的行为表明他已失控了，但他很可能会把进食障碍看作是唯一能保持控制并表达独立的方式。孩子会尽力抵制任何你提供帮助的尝试。你做的许多都会被说成“你总是告诉我该做什么”或“你总是想控制我的一举一动”。

神经性厌食可能和神经性贪食看起来有些不同。青少年神经性厌食患者的生活可能看上去非常“受控制”或“很和谐”。事实上，这种疾病通常与很强的秩序感、整洁和纪律性联系在一起。学习成绩一直很好。这一切都迷惑着父母，让他们觉得这一切（疾病）可能不是他们孩子的问题。我们经常听到父母说：“是的，她 17 岁，体重 82 磅，但是她的成绩非常好，她真的很努力，而且她做得很好。”而当你患神经性厌食的女儿反复声称她很好，她没有失控，她可以以理性的方式做出自己的决定时，这个困境就变得更加困难了。你的女儿在她的辩论中会很有说服力，你会发现很难不相信她。具有讽刺意味的是，这种疾病也有能力让青少年相信他确实在负责进食和体重管理，并且他可以在任何他想要的时候停止节食和减肥——“只是不是现在！”

“我自己可以处理好这件事”对大多数父母来说也是很有说服力的，他们害怕会出现他们担心的结果，但是仍然不顾一切地相信他可以自己变得更好，因为他一再向他们保证他可以。然而，饥饿的生理和心理作用机制是：在某个时候，通常一旦体重开始明显减轻，青少年就失去对这一过程的控制，不能停止节食，或者即使他想吃，也无法让自己吃适量的食物。神经性厌食已经牢牢控制了孩子的思维和行为。

这是一个需要时刻牢记的关键点：一旦孩子的体重减轻到了显著的程度，他通常不能靠自己变好，即使他宣称他可以。作为父母，重要的是你要意识到这并不意味着他不想变好。只是神经性厌食作为一种疾病比孩子独自努力对抗疾病的力量更强大。当你被诱惑着再次认为孩子只是固执，以及给他讲一些道理就能让他恢复正常饮食时，请记得这套新的假设。

再次说明，让孩子走出困境的唯一办法是你和他的治疗团队共同帮助他恢复体重。只有体重得到恢复，他才会以健康和理性的方式进行思考，也只有体重得到恢复，他才有机会回到青少年发展的轨道上，才能对他的个性化和萌发的独立性进行健康和适当的控制。

神经性贪食和暴食障碍并不是完全不同，但是面对这些疾病，你可能更容易注意到孩子确实失控了。你可能会多次想起储藏室里的一盒饼干不见了：你知道今天早上它还在那里的，现在它不见了。你还记得昨晚把剩下的鸡肉放进冰箱里了，现在它也不见了。你已经注意到 Maggie 房间的垃圾桶里每天都有糖果包装纸！如果是神经性贪食，如今你每周都会发现她在浴室里呕吐后残留的证据。

许多患有神经性贪食或暴食障碍的青少年可能对任何干扰他们控制体重、进食甚至清除行为的人感到厌烦，但当父母帮助他们成功打破丢脸的暴食清除模式时，他们又会感到如释重负。与神经性厌食相比，神经性贪食和暴食障碍的另一个不同之处在于：患有神经性贪食的青少年不会强烈地坚持要控制自己的进食。事实上，每次孩子出现暴食或清除行为时，他都会感到越来越失控："每次我这样做，我都会对自己感到恶心，但我就是不知道怎么停止。"如果是神经性贪食，随之而来的想法是："我担心如果我不让自己呕吐，体重就会增加，这就是为什么我不能停止这么做。"然而，一些青少年会否认自己感觉失控，尤其是在暴食或呕吐事件发生后，他们会尽一切努力重新建立对进食的控制。与神经性厌食青少年不同，这种控制感的维持时间不会超过几天，随后的只会是再次暴食，神经性贪食则还会有清除行为。然而，你患有神经性贪食或暴食障碍的孩子更有可能宣称，他实际上在控制自己的行为，轮不着由你来告诉他如何处理他的困难。作为父母，这对你来说尤其令人困惑，因为你已经看到孩子在青春期的许多其他方面表现得相当独立。帮助他解决神经性贪食或暴食障碍问题现在看来似乎是违反直觉的！

不管孩子是神经性厌食、神经性贪食，还是暴食障碍，都极有可能不认为自己已经失去控制，并且可能因为你试图帮忙而怨恨你。对于你来说，挑战在于，在他可能因为你的“干涉”而怨恨你的时候，如何微妙地平衡你对青少年独立发展需要的理解和你对他的困境的理解，并找到一种方法帮助他坚持对生活的健康控制。事实是你别无选择。你必须帮助孩子，因为进食障碍会继续影响他的判断。

对你而言，这是一种致命的疾病；对患有神经性厌食的孩子而言，这是一种“完美的健康饮食方式”

你现在意识到进食障碍是多么具有毁灭性，但是，面对神经性厌食和神经性贪食最令人担忧的方面之一就是看到孩子无所谓地对待他的心率过缓、贫血、呕吐的血液和腮腺肿胀——患有进食障碍的人无法理解这些疾病是多么致命。否认与神经性厌食有关的严重营养不良的严重性是该疾病的一个核心症状。患有神经性贪食或暴食障碍的青少年也不一定了解其症状的严重性，尤其是长期严重的健康后果。神经性厌食患者并不了解严重消瘦有多么致命，同样，神经性贪食患者也不明白频繁呕吐引起的低钾可能会导致死亡。对于那些患有暴食障碍的人来说，肥胖、糖尿病和高血压的风险似乎还很遥远。不过，话说回来，这种否认在神经性厌食中更为明显。

在第 4 章中，我们解释了神经性厌食是一种自我协调的疾病。这意味着，不像那些患有其他精神障碍的患者，神经性厌食患者“喜欢”或“珍爱”疾病，或者“从中得到安慰”。神经性厌食患者不会意识到它的危险性，反而还会采取一切措施来保护它，也就是说，防止你“带走它”。尽管父母和医生都觉得神经性厌食的这个方面很难理解，但是将神经性厌食与其他精神障碍相比较来进行考虑是有帮助的：抑郁患者想要感觉好些，焦虑的人想要放松，但是患有神经性厌食的人仍然想要更瘦。通过持续节食和进一步减肥，以及一直关注这些问题（节食和体重），排斥其他更健康的观点，这种否认实际上被强化了。因此，即使每个人都明白孩子的饮食是什么样的，但对他来说它仍然是正常的。因此，神经性厌食患者以与死亡擦肩而过为荣的情况并不罕见：“哇，我的血钾降到了 1.8 mmol/L，我做到了”（在急诊室里，钾含量如此之低的人被认为是最危险的，很少有人能恢复）。

让这种疾病变得如此危险的原因是，无论你和患神经性厌食的青少年争论多少次——“你本来可能已经死了……我们很庆幸，在医院里你被抢救过来了……我们非常非常害怕……你知道这有多严重吗？”——这些事实通常不会对孩子产生什么影响。他会悄悄地把这个“危机”看作是他在追求理想体重上的另一个成就。

相比之下，神经性贪食和暴食障碍更倾向于自我失调。就是说，尽管一个患有神经性贪食或暴食障碍的青少年也会像大多数神经性厌食患者那样否认自己疾病的许多问题，但他较少会对自己的症状感到自豪。相反，与暴食和清除行为有关的是极度的不适和羞愧感。尽管如此，这并不意味着孩子会像一个抑郁或焦虑的青少年一样乐于寻求帮助。事实恰恰相反。因为“瘦”被认为很重要，疾病的严重性却没有被认识到，而且由于和暴食有关的内疚感和羞耻感，大多数青少年会尽力在你不知道的情况下暴食。对于神经性贪食患者来说，他们焦虑于自己吃下去的食物会让他们一夜之间增重 5 磅，这种焦虑是如此强烈，以致他们绝对“必须”去除它，并且会尽一切努力确保在暴食后有一种清除的方式。当然，很常见的是，患神经性贪食的青少年在斟酌是否答应朋友看电影以及吃饭的邀请时，不是基于他们会看什么电影或者吃什么样的食物（亚洲菜、意大利菜等），而是基于“我能在那个餐馆清除吗？”或者“我在那个电影院可以溜去厕所呕吐吗？”

现在可能已经很清楚了，更好地理解进食障碍是如何导致孩子以非常刻板的方式对体重、体型和进食问题进行思考和行动，这将有助于找到正确的方式去帮助孩子克服这种挣扎。这并不意味着这种理解会自动产生一种即刻有效的策略；只是，没有这种理解，你甚至不可能知道为什么努力会失败。基于对这些认知歪曲的理解，第 7 章和第 8 章提供了各种各样的方法来帮助孩子。

因为你“强迫”孩子去做一件他试图避免的事：吃，即使你在试图挽救他的生命，但你还是敌人

从本质上讲，源自进食障碍的认知歪曲，在你和孩子之间造成了一种对抗性的关系。你想让孩子适当进食以恢复健康；他坚定地要继续实施减肥或者隐瞒他暴食和清除行为的事实。事实是你无法“给他讲点道理”，这意味着你想要改变孩子错误信念的任何尝试

和随之而来的他的否认只会让你看起来像一个更大的敌人。

当你试图改变孩子对食物和体重的不合理信念时，从你自己的角度看，你和孩子之间的裂痕也似乎在扩大。你很可能已经开始依赖于理性讨论和决策分享，这些都是青少年生活中有益的发展。事实上，今天你可能会觉得，孩子在家里大部分时间都是非常理性的——“我们可以讨论作业、我们的假期计划，或者他喜欢听的音乐”——但当涉及食物和体重问题时，“就好像一个开关被关闭了：他不讲道理，最糟糕的是，他看不到他和之前有什么不同。”孩子不再符合你对理性的期望，这一事实可能会让你觉得好像是他在制造对抗情形。面对这种僵局，谁会赢？

进食障碍会赢。

这是因为真正的、唯一的敌人是神经性厌食、神经性贪食或暴食障碍。认识到这一点是对这种特殊的认知歪曲做出建设性反应的关键。

与进食障碍相关的认知歪曲可能非常严重，以致关于孩子健康的理性讨论和决策分享不可能进行。父母必须准备好接受这样的观点：即在食物、进食和体重方面，他们不再是与一个理性的孩子打交道。与他们打交道的是疾病。

我们看到许多父母都很痛苦，因为当他们试图干预孩子的疾病时，那些平时温和的孩子会大发雷霆：“我不想吃那个！你是要我死！你看不出你让我多么不快乐吗？”或者“我恨你，我不想和你有任何关系，甚至不要和我说话！”或“别烦我！你让我如此痛苦。”孩子说出如此绝望的话，显然这对任何父母来说都是痛苦的。患有进食障碍的青少年想要的是你不要管他。对许多父母来说，这可能是一种诱惑，但放任不管只能意味着让疾病获胜。

你能做什么？在这种情况下与青少年谈判是一个巨大的挑战，也是你最有可能失败的挑战。为了保卫他的疾病，孩子会竭力让你的努力失败，不管是你想让他多吃点还是阻止他去吐掉吃过的食物。当你想帮助他时，知道你将难以去理性地争辩、讨论或者让你的孩子相信疾病的危险性，也明白他展现的行为是疾病引发的而非他自己想要这么做（把疾病与你的青少年孩子分开），这些会对你有帮助。最好不要去争论，因为卷入“进食障碍辩论”是徒劳的，而且你可能会输掉这场争论并最终被说服去反对你自己更好的判断，转而相信一个苹果对于饥饿的少年胜过伴着奶油汁的意大利面。相反，你需要找到一种方法让孩子知道你理解他的困境，理解疾病不允许他现在理性地对待食物和体重，理解他暂时将你视为敌人，但这一切都不可能阻止你去做你知道会拯救他生命的事情——让他吃应该吃的或者阻止他进行暴食及清除。

之前我们提到过将疾病和青少年分开来这个概念。这是处理青少年进食障碍的一个重要原则，就像帮助任何年龄的任何精神障碍患者一样。了解这种疾病与你的青少年是如何的“不同”，这对于帮助你理解孩子的不良行为和有效地应对这种疾病至关重要。我们将在第 7 章更详细地讨论这个原则。

“不吃”不仅是神经性厌食孩子生活中最重要的事情，它是“生活的全部”

对于父母来说，经常很难理解吃或不吃、体重减轻，或“恰当的”体型对他们的孩子有多重要。事实上，对于神经性厌食患者来说，没有什么比关注他应该减掉的下一磅体重或者确保他下周每天直到下午五点才吃东西更重要的了。对于一个患有神经性贪食的人来说，没有什么比如何去除他刚刚吃的食物更重要，因为他相信食物会让他发胖。事实上，设法遵守所有这些关于吃或不吃的“规则”和“规章”最终会超过学校、家庭和朋友的重要性，或者至少看起来是这样，尤其是紊乱的进食行为持续不受控制的话。对于父母来说，尤其困难的是亲眼看到他们温和的孩子似乎完全无视家里的其他危机——对于一个患有神经性厌食的青少年来说，几乎不关心刚刚被诊断出患有严重疾病的父母并不罕见，因为这个青少年全神贯注于对瘦的追求。当然，这个青少年不是无情的，只是神经性厌食或神经性贪食有办法压倒患者，几乎不给其他事情留下空间。

矛盾的是，当神经性厌食患者持续挨饿时，不吃就会变得越来越容易。在疾病开始时，青少年必须非常努力地控制他的食欲，确保他不“屈服”于这些“可怕的进食欲望”，他总感觉一刻都不能放松警惕。然而，随着体重的不断减轻，他会更容易感觉到对这些欲望的掌控感，并且随着时间的流逝不再感到饥饿。然而，随着饥饿的增加，青少年也变得更加全神贯注于有关食物和体重的想法。事实上，一些年轻男女发现自己处于一种不值得羡慕的境地，在这种状况下，他们事实上不能思考什么，除了“今天早上的那半个百吉饼对我的体重有什么影响？”或者“我能做些什么以避免和朋友一起吃午饭？”或者“我怎样才能确保晚餐只吃不加调料的沙拉？”等。很难想象一个人每天有多少时间会被这样的想法占据。一些患有神经性厌食的青少年会说：“除了体重，我什么也不想——真的没有别的！”

在节食尤其是出现饥饿的青少年身上发生的许多事情，也同样发生在那些由各种疾病而导致体重极度减轻的人身上。事实上，我们所知道的有关饥饿对人类思想和行为的影响都来自从没有进食障碍的个体身上所学到的东西。二十世纪五十年代初，Ancel Keys 和他的同事们在明尼苏达州进行了一项具有里程碑意义的研究，他们公布了对第二次世界大战中出于信仰而拒服兵役者的半饥饿研究结果。这些健康男性挨饿几个月后出现的身体和心理变化与我们通常在进食障碍患者中观察到的情况相同——一旦他们的体重明显减轻，他们就会越来越专注于自己的体重和食物。大脑中控制饥饿和饱腹感的部分看上去不会让你忘记饥饿时最需要的东西——食物！好消息是，一旦这些挨饿的研究参与者被允许再次正常进食，他们的体重就会恢复，饥饿的症状也会消失。这些观察准确地揭示了我们所看到的许多神经性厌食患者恢复健康体重时的情况。

厌食症孩子只吃了一点点食物，但是他坚称今天吃了大量的食物，他认为他说的是实话

当孩子只吃了几口三明治，还宣称吃了“成吨的”或“太多的”或“大量的”食物时，从他的角度来看至少有两方面是正确的。第一，他认为吃东西根本就是失败和软弱的表现。所以从心理上来说，即使是很少的量对他来说也是很大的量。他吃半个百吉饼后所体验到的焦虑和内疚与吃了一个三明治完全一样。第二，实际上，神经性厌食患者的胃容量通常会下降，结果，胃排空速度也减慢。因此，孩子很可能在吃了少量的食物后会感到饱胀，而且这种感觉会持续较长的时间。此外，长期的饥饿已经使提示饥饿的信号不工作了，因此，当孩子说不饿时，吃东西就变得更加困难。基于这两点，当他吃东西的时候，即使事实上他只吃了一些面包屑，他也会觉得吃多了。他会说：“如果我吃那个百吉饼（或半个苹果、三个胡萝卜等），我就会发胖。”或者“我就是不能吃那么多，我已经吃得够多了。”他所指的是吃了小半碗不加调料的沙拉。事实上，孩子把这些事件

体验为他真的吃了太多或者真的觉得很难吃完“整份”沙拉。

当父母想要相信他们的青少年所说的没有父母贴身监督的那顿饭他们吃了什么的时候，情况就更加复杂了。尽管孩子声称自己有规律地吃了“所有的食物”，而孩子的体重并未增加，父母会变得越来越沮丧。对你来说非常重要的是，要记住，当青春期孩子决心不吃时，即使是在学校午餐时吃半个苹果，在他看来也是灾难性地违反了自己的饮食规则，这半个苹果就是巨量的食物，因为它不应该被吃下去。同样，让他告诉你他在学校的午餐吃了什么，你可能会得到这样的回答：“一杯酸奶、一个苹果和一杯奶昔。”这听起来似乎足够了，但是如果你仔细询问，它实际上可能意味着他只吃了一勺酸奶、一口苹果，喝了一小口奶昔。现在，即使孩子抗议“太多食物”或者说“我不可能吃更多了”，你也已经清楚了，只有足量健康的食物被摄入，使孩子恢复对这些问题的正常思考，当然也使肠道功能恢复正常时，厌食症的康复才能真正实现。

对于患神经性贪食的青少年来说，同样的情况可能也会发生，但形式会稍微不同。虽然患神经性贪食的青少年也会试图限制他的食物摄入量，也可能认为少量食物碎屑就是“很多”，许多神经性贪食的青少年会非常害怕，如果他们吃的比自我规定的食物量“多一点碎屑”，他们“就会进一步把整个蛋糕都吃了”。可悲的是，这是许多神经性贪食青少年身上发生的事情，这就是为什么孩子会如此严格地试图坚持这些信念。

不管厌食症孩子变得多么瘦弱，他在镜子里看到的就是个胖子

这被称为体像障碍，是过分关注体重和体型的结果，这最终导致对现实的误解。许多患有神经性厌食的青少年会高估自己的“尺码”，而且非常矛盾的是，他们越瘦，他们越可能认为自己胖。体像障碍在神经性贪食、暴食障碍或回避／限制型进食障碍中较少见。一些青少年可能会把家里所有的镜子都遮住，这样他们就永远都不会看见自己了。有一些复杂的方法可以用来评估体像障碍。但是，你只需要听到孩子说自己胖，或者让他告诉你他在照镜子时看到了什么，就能知道他看到的这个人比他事实上的体型要大得多。

不幸的是，孩子能想到的摆脱这种痛苦困境的唯一“解决办法”就是再减一磅，这

就形成了进一步减肥和进一步歪曲现实的循环。一位富有洞察力的十几岁的患者描述了他的经历："当初我穿这条裤子时，我认为我很胖。现在我体重增加了，我看不出有什么不同（我看起来还是胖的），但是裤子是同一条。我猜想我看不到事物真实的样子。我对肥胖的恐惧使我无论如何看自己都是胖的。"

然而，许多青少年知道他们很瘦，实际上并不认为自己很胖，但他们仍然无法从"自己很胖的感觉"中逃脱。有人可能会说，"我知道我不胖，但是每天早上醒来我都感觉自己很胖，而且我知道只有一种方法可以解决我的问题，那就是减掉更多的体重。或许减肥后我就不会感觉到胖了。"对于那些易患进食障碍的青少年来说，早上醒来更容易关注自己的体重，而不是去想"学校里的事"或"和男朋友分手的事"。许多患有进食障碍的青少年可能不知道如何处理或解决导致他们感到抑郁的问题，但是节食和减肥更"容易"些。所以，与其起床时说"我很抑郁"且必须想办法处理这种感觉，不如用"我感觉很胖"来代替"抑郁"，这看起来更易办到，因为至少"我有一个计划，进一步减少我的食量并再减轻一磅体重，也许那时我会感觉好些"。显然，减去多余的体重对肥胖的感觉没有帮助。但是，即使证据摆在面前——多减掉一磅并不能消除他觉得自己胖的感觉——你也会发现，要使孩子相信他并不胖也是非常困难的。只要这种"感觉"持续下去，他就会继续保持这个循环，即努力减肥。不吃东西会继续造成体像障碍，而体像障碍会清晰而大声地告诉他他很胖。

具有讽刺意味的是，当门诊的患者体重恢复几个月后，体像障碍通常（但并非总是）却得到改善甚至正常了（不足为奇的是，相较于那些思维过程随着体重恢复而改善的患者，那些在体重正常后对进食和体重的想法仍然歪曲的患者的预后更差）。

患神经性贪食的孩子继续在呕吐，即使他的体重正在明显增加

讽刺的是，神经性贪食患者用呕吐来控制体重这个策略是非常无效的。在长达一小时的暴食后，要把吃下的全部食物都吐出来是不可能的——因为太多的食物已经进入肠道。因此，这些高热量食物中的很大一部分留在人体内并会增加体重。随着时间的推移，神经性贪食患者的体重往往会增加，而不是减轻。然而，这只会增加他们努力控制体重

的紧迫感，这会导致越来越多的自我禁食、暴食及之后的清除行为。尽管如此，他们还在继续这样做。为什么呢？

部分原因是，随着时间的推移，暴食和清除被体验为应对生活中其他问题的一种策略。青少年报告在清除后感到极大的轻松。这强化了清除行为，不管它们是否导致体重减轻。许多已经患病一段时间的青少年欣然承认，他们知道这种清除对控制体重没什么帮助："只是我必须这么做。之后我感觉好多了，即使这种感觉不会持续很久。"所以，当你的儿子觉得他在摔跤比赛中表现不佳时，他可能会暴食再清除。同样，当你的女儿和男朋友分手或学业上有问题时也会如此。换言之，暴食和清除行为不单是控制体重的努力；它们更普遍地被试图用于处理青少年的其他问题。当暴食和清除这样的行为被用于处理各种问题时，就更难放手了，并且它不能控制体重的"逻辑"就不适用了。

孩子似乎对他的自我饥饿感到骄傲，但同时他也很痛苦

严格节食最难理解的事情之一是，尽管孩子似乎沉湎于越来越低的体重，但他也非常痛苦。神经性厌食真的是一个非常强硬的监工。甚至当孩子只是吃了很少的食物，他就会体验到与失败和无价值感有关的，严重折磨人的、批评性的想法。这些想法是残忍无情的。此外，对进食的全神贯注，对吃了多少、热量多少、体重增加多少等的强迫重复性思考扰乱了正常的思维，使得他们有时难以在学校或社交聚会上集中注意力。关键是，不管孩子看起来多么坚定，他确实在身体和心理上遭受着痛苦，这是他所经历的惩罚性思维的结果。

患有神经性贪食的青少年通常充满羞耻感和失败感，因为他们"屈服"于"吃和吐"，尽管那很恶心。这些青少年体验到内疚、羞耻、自责以及对体重增加的焦虑。对这种体验抱着同情的态度是有帮助的，因为作为父母，当孩子正在遭受痛苦时你会想要减轻这种痛苦，即使疾病行为本身令人沮丧并激起你的愤怒。

孩子一天称重 10 次，尽管他的体重明显减轻，他还是不停地捏自己以查看有没有脂肪

查看身体和反复称重在我们看来是不合理的，因为我们知道，体重在一天中变化

不大，而捏自己或反复检查我们在镜子中的外表并不会提供新的信息。然而，在神经性厌食或神经性贪食的青少年中普遍存在对于体重增加的焦虑以及伴随的对身体脂肪的过度关注。为了防止感知到的体重增加或想象中的体重增加，那些进食障碍患者以不断的“查看”活动来寻求保证，要么是每天捏肚子或大腿一百次，或是在镜子前站几个小时，一再检查体重是否增加了一点点。不幸的是，这种保证只是一时的（如果有的话），而且他们很快需要再次检查。如果你记得这些行为也强化了对体型和体重的过度关注，你就会明白为什么很有必要找到方法来帮助孩子减少对这些策略的依赖，从而减少孩子对体重和体型的焦虑。例如，如果你把浴室的体重秤撤走，你可能会让孩子在痛苦挣扎中轻松很多。你可以向他保证，会定期让他在医生办公室称重，这些担忧就可以在医生办公室解决。

孩子承诺停止暴食，但每天你都会在他的床下发现丢失的食物纸盒和薯片袋

孩子想停止暴食的意图是真诚的。他希望自己能坚持到底。这不是意志的丧失或性格的问题，也不是恶意的。相反，他学会了用食物来管理自己的情绪、冲突和自尊。对我们大多数人来说，食物是非常有强化作用的，因为它在躯体和神经化学水平上能立即产生回报。纵观历史和现在，食物也以社会宽容的方式被用来进行抚慰、安慰和奖励。孩子可能不在意暴食对他的体重或健康的长期影响，但短期的回报是难以被忽视的，尤其是当他感到不堪重负又没有其他策略来帮助他应对时。

父母该做什么

当你了解了孩子对这些问题的想法，你已经为实施帮助孩子战胜进食障碍的干预打下了基础。通过将孩子与疾病分开来看（也称为外化疾病），你将孩子作为一个成长中的青少年去支持他，同时坚持要他与进食障碍做斗争。

正如我们所说的，从饥饿对心理和身体产生的影响的角度，以及从精神疾病共病如何使情况更复杂的角度，进食障碍显然是非常复杂的疾病。此外，正如我们在本章中看

到的，孩子对这些情况的体验使他的思维和行为显得不合理和令人困惑，尽管当你更深入地理解它们时你会发现它们的内在逻辑。

进食障碍的治疗必须对这些复杂的想法、行为，有时甚至是躯体问题做出应对。这通常意味着良好的治疗需要关注疾病的各个方面——心理的、精神的、躯体的和营养的方面。良好的治疗也意味着父母在帮助孩子接受治疗中要扮演积极的角色，并且要积极参与到治疗中来。你的参与对治疗特别有用，因为这些认知歪曲是如此持久和强大以至必须有人在身边帮助他们对抗这些认知歪曲，显然，父母（和家里的其他人）通常是唯一能够完成这项工作的人。

在下一章中，我们将概述迄今为止被研究的最透彻的进食障碍治疗方法的疗效。如果你选择按照 FBT 的方法进行家庭治疗（参见第 7 章），它将帮助你使用你现在对孩子思维方式所知道的一切，从而更成功地管理有问题的进食行为。如果你选择其他类型的治疗，你仍然可以使用你所知道的有关认知歪曲的知识来支持治疗团队的工作，第 8 章将会具体论述。

延伸阅读

[1] D. M. Garner. Psychoeducational Principles in Treatment, in D. M. Garner and P. E. Garfinkel, Editors, Handbook of Treatment for Eating Disorders, Second Edition, 1997. New York: Guilford Press, pp. 145–177.

[2] D. Le Grange, J. Lock, Editors. Eating Disorders: Children and Adolescents: A Clinical Handbook, 2011. New York: Guilford Press.

[3] J. Lock. The Oxford Handbook of Child and Adolescent Eating Disorders: Developmental Perspectives, 2012. New York: Oxford University Press.

[4] J. Treasure, B. Bauer. Assessment and Motivation, in J. Treasure, U. Schmidt, and E. van Furth, Editors, Handbook of Eating Disorders, 2003. Chichester, UK: Wiley, pp. 219–232.

第 6 章

了解你的选择

关于神经性厌食、神经性贪食、暴食障碍及回避/限制型进食障碍的最佳治疗方法的研究

更好地了解了青少年对于自尊、体重、体形和进食习惯方面的困难，你就可以采取下一步行动：寻求帮助。然而，由于研究工作者和临床工作者仍有许多未知的东西，为孩子识别出最合适的治疗方法可能是一个挑战。幸运的是，如今我们比以往更了解可以扭转自我饥饿或暴食-清除的治疗方法，这可以帮助你和青春期的孩子了解他的困难中的一些心理因素，并能帮助他回到青春期发展的轨道上。

在本章中，将介绍我们所知道的进食障碍的不同治疗方法。然而，在进入细节之前，很重要的一点就是，我们需要理解，证明这些治疗方法有效的大多数研究只针对完全符合神经性厌食或神经性贪食诊断标准的人。这并不意味着如果你的孩子不是完全符合进食障碍的标准就没有治疗方法。临床经验表明，在大多数情况下，对症状类似神经性厌食或神经性贪食的孩子的治疗方法与完全符合疾病诊断标准的青少年的治疗方法基本相同。从某种程度上说，如果孩子只病了几个月或一年并且未完全达到神经性厌食或神经性贪食的诊断标准，结果可能对他更有利。当你读到可用的治疗方案时，要记住的重要一点是，早期和良好的治疗通常是孩子能从进食障碍中康复的好兆头。我们首先讨论评估门诊治疗方法的研究，然后转向更密集的治疗如住院治疗、日间医院治疗或居住式治疗。

门诊治疗

在本节中，我们将解释最新研究显示的针对进食障碍的主要心理治疗（家庭治疗、精神动力性个体治疗、认知行为治疗、人际心理治疗和营养咨询）以及药物治疗的疗效。

心理治疗

只有少数针对青少年神经性厌食的治疗方法经由有效、科学的方法被系统地研究了。已被研究的针对神经性厌食的心理治疗包括基于家庭的治疗（FBT）、青少年焦点治疗（AFT）和认知行为治疗（CBT）。6 个随机临床试验中共有 323 名青少年参与者评估了 FBT。在这些研究中，FBT 相比其他治疗疗效相当或更优。这些研究还发现，FBT 能更快地促进体重增加并减少住院的需要。虽然 AFT（一种旨在解决青少年自我效能和自主性的个体疗法）在这些研究中不如家庭治疗有效，但它对许多患者是有帮助的，尤其是对那些症状不那么严重的患者。有一项研究中使用的是 CBT，该研究发现与常规治疗或住院治疗相比，CBT 是最具有成本效益的方法。最近一项使用强化 CBT（CBT-E）的研究表明，这种新方法也可能对青少年神经性厌食有效。

虽然已有许多关于治疗成人神经性贪食的研究，但只有 2 个随机临床试验（总共有 165 名患者）研究了针对青少年的治疗。一项研究比较了 FBT 与治疗师支持的自助 CBT。研究发现，两种治疗对青少年的疗效相当。另一项研究将 FBT 和个体支持性治疗进行比较，发现 FBT 的患者改善更快，总体疗效更好。虽然没有其他针对青少年神经性贪食的研究，但已有的针对成人的研究主要涉及人际心理治疗（IPT）和辩证行为治疗（DBT），前者聚焦于人际交往的困难在进食障碍症状中的作用，后者聚焦于情绪管理的学习。一项比较 IPT 和 CBT 的研究发现，CBT 起效更快，但随着时间的推移，两种治疗方法的远期结果没有差异。DBT 对患神经性贪食的成人和存在自伤及自杀意念的青少年有效。一些治疗师正在使用 DBT 治疗同时患神经性贪食和存在自杀意念或自我伤害的青少年患者，但是这种治疗是否有效尚不清楚。

有关成年暴食障碍治疗的研究已经有许多。这些研究表明，许多治疗对暴食障碍有效，包括 CBT、IPT 和 DBT。对于青少年暴食障碍，IPT 已经在许多患者中使用，但是还没有随机临床试验报道。

目前还没有针对儿童和青少年回避 / 限制型进食障碍（ARFID）治疗方法的科学研究。在临床实践中，治疗师制订行为计划，为行为的改变提供奖励，通常通过增加食物的类型和数量来逐渐增加食物的摄入量。父母经常被纳入这些行为计划中。

进一步介绍基于家庭的治疗

由于进食障碍好发于青少年，和家庭一起工作被认为是一种可能的治疗途径。家庭治疗通常强调家庭系统是解决青少年进食障碍困境的潜在方法。虽然已经发现在让父母参与青少年进食障碍治疗的早期尝试和近期的工作之间有一些重大差异，但是这已经为把父母直接带入治疗过程打下了基础，因为父母被视为最有助于解决青少年的进食障碍。因此，从二十世纪七十年代中期以来，进食障碍的家庭治疗就被认为是一种非常有价值的治疗方法。

在一般的家庭治疗中，治疗师关注的是家庭成员如何沟通、如何互相联系，以及如何解决问题。其概念是，在有成员患进食障碍的家庭中，某些可预测的问题领域会凸显，例如，父母允许孩子在家庭中扮演权威角色，为了维护和平而避免处理问题，以及对青少年独立的焦虑。这种形式的家庭治疗不像 FBT 那样聚焦于症状或症状管理，而是聚焦于更普遍的家庭过程。

几个有关家庭治疗的非对照试验（试验中一系列患者接受相同的治疗而没有任何对照治疗）表明，让家庭参与治疗至少对年轻的神经性厌食患者有效。儿童精神病学家 Salvador Minuchin 在费城儿童指导诊所度过了他的大部分职业生涯，他实施了其中最重要的一项研究。他和他的团队对 53 名青少年神经性厌食做了病例分析研究，所有患者均接受家庭治疗，其中超过 85% 的患者有良好结果（康复）。而迄今为止，对进食障碍的心理治疗最有影响的系统性研究是在伦敦莫兹利医院进行的以神经性厌食为重点的 FBT 研究。我们在第 2 章中介绍了 FBT。在美国、欧洲、亚洲和澳大利亚的各个中心已经开展或正在进行类似的工作。英国和美国的大多数研究都表明，FBT 对患厌食症的青少年非常有效，尤其是对那些病程不足 2 年的青少年。这里，要记住的一个主要区别是，FBT 不同于其他针对进食障碍的家庭治疗，它不认为家庭出了问题，也不认为你或你的家庭出了问题是你应该参与孩子治疗的原因。相反，FBT 认为家庭是治疗的最佳资源。成功地使家庭参与治疗，帮助治疗师解决进食障碍的症状（如挨饿），以及使青少年回到青春期发展的轨道上，可以加速青少年的康复。

7 项随机临床试验研究了 FBT。这些研究有许多重要的发现。首先，患者和其家人在进行 FBT 治疗时都没有脱落。研究对象都是典型的患神经性厌食的青少年。最重要的是，FBT 与迄今为止的任何治疗相比疗效相当或更好。在 1987 年发表的第一项研究中，青少年神经性厌食的 FBT 治愈率高于个体治疗。在一项比较 FBT 和 AFT 的研究中，接受 FBT 治疗的青少年体重恢复和月经恢复更显著、更快，在其他心理功能指标上没有显示差异。两种形式的 FBT——一种是父母与神经性厌食孩子分开治疗，另一种是全家一起治疗——结果显示这两种方式同样有帮助。除了父母对孩子更挑剔的家庭，在这种情况下，父母与孩子分开治疗更有效。另一项研究比较了 6 个月短程 FBT 和 1 年长程 FBT。结果显示两者总体上无差异，从而提示 FBT 可在短时间内起效。然而，对于单亲或父母离异的家庭来说，较长疗程的治疗效果更好。具有高度强迫特征的青少年较长疗程的治疗效果也更好。在迄今为止最大的一项针对青少年神经性厌食的门诊研究中，FBT 比 AFT 疗效更好，因为 FBT 可更快增加体重、减少住院次数，并且使治愈率提高了一倍。有几个研究随访了接受 FBT 治疗的青少年，发现大多数人维持得很好。最近，Stewart Agras 及其同事对神经性厌食青少年开展了一项研究，他们将 FBT 与针对家庭过程而非体重恢复的常规家庭治疗进行了比较。这项研究发现两种治疗方法的临床结果没有显著差异，但是 FBT 在促进体重恢复方面更有效，患者在治疗期间较少需要住院，并且比常规家庭治疗更容易被父母接受。因此，长期或短期的 FBT 似乎都是最有效的治疗青少年神经性厌食的方法。

虽然神经性厌食、神经性贪食和暴食障碍是不同的疾病，但许多患有这些类型进食障碍的青少年都会报告类似的症状。因此，在目前缺乏针对青少年神经性贪食或暴食障碍的治疗方法的情况下，对青少年神经性厌食有效的 FBT 也可能对青少年神经性贪食和暴食障碍有益，这是讲得通的。尽管你应该谨慎地看待这些结果，但 FBT 治疗青少年神经性贪食和暴食障碍具有相当大的潜力，应该在你的治疗选择中加以考虑。

精神动力性个体治疗

正如第2章所提到的，可选择的个体心理治疗有很多种，但是此时孩子最可能接受的是精神动力性治疗。这意味着治疗将更多地聚焦于“潜在的问题”，而不是体重、体型或如何恢复健康的体重。这种治疗方式处理的是被认为可能引起进食障碍的心理问题。具体而言，患有进食障碍的青少年被认为是不成熟的，并对各种青少年问题高度焦虑，包括像成人一样以负责任的方式承担独立角色。仅仅当不正常的进食症状代表了一种无效和危险的策略，且阻止青少年解决真正关注的问题时，这个模式的治疗才聚焦于这些症状。针对进食障碍的精神动力性治疗通常是相对松散的，并且没有时间限制，治疗目标不一定非常具体。然而，有一些证据支持这种治疗。在两项试验中，伦敦St. George医院的Arthur Crisp和他的同事报道说，他们的患者组（包括青少年和成年人）在采用个体治疗后，在医疗/营养恢复以及心理方面都有了实质性的改善。许多实践这种方法的同事都注意到这个事实，即在治疗早期，患者处于非常饥饿状态时进行强化心理治疗很困难，因此，他们将根据这一现实情况调整他们的治疗。

在这些关于精神动力性个体治疗的非特异性的一般评论中有一个例外，那就是美国韦恩州立大学的Arthur Robin和他的同事们开展的方法，该方法最初被称为自我-取向的个体疗法，也就是现在被称为AFT的治疗方法。AFT源于精神动力学的传统，针对的是与青春前期和青春期相关的成熟议题。专为青少年设计的AFT认为，神经性厌食患者是不成熟的，且察觉不到他们自己的情绪，尤其是强烈的情绪，如愤怒和抑郁。这些青少年不想面对这样的问题，所以他们转而把控制食物和体重作为一种方法来阻止他们的感情和冲突浮出水面。因此，根据这些理论，进食障碍扰乱了青春期正常的心理和生理成熟。为了培养更好地应对青春期挑战的能力，他们必须首先学会识别、定义和忍受自己的情绪。此外，AFT的主要目标是培养青少年与家庭分离和个体化。

Robin和同事在一项随机临床试验中将AFT与家庭治疗进行比较。比较发现，在治疗结束时，家庭治疗对患者的改善更大，但在1年的随访中，这两种方法对患者的疗效没有显著差异。大约三分之二的青少年总体有改善。这项研究表明，尽管AFT

起效比家庭治疗慢，但它仍是有效的。AFT 与其他精神动力性治疗的区别在于父母参与治疗的程度，尽管他们并没有直接管理进食或其他补偿行为，如暴食或清除行为。其他近期的研究显示，对不太严重的青少年神经性厌食，AFT 几乎和 FBT 一样有帮助，特别是针对那些较少有进食障碍想法的、不太痴迷于这些想法的并且没有暴食和 / 或清除行为的青少年。

正如我们所指出的，目前只有 2 个已发表的针对青少年神经性贪食的随机临床试验。这些研究表明，FBT 或 CBT 都可能有助于青少年神经性贪食。对于成人，CBT 是有最佳证据的有效治疗。

神经性贪食的认知 - 行为模型认为维持贪食的主要因素是对体型和体重的不正确态度。这种态度导致对苗条的过度重视、对身体的不满，以及试图通过过度节食来控制体型和体重。这种限制性的进食模式导致心理和生理上的剥夺，这通常与抑郁情绪有关。饮食限制使饥饿感增加，导致暴食的可能性增加，特别是在情绪低落的情况下。因为暴食会引起患者对体重增加的担忧，所以紧接在暴食之后患者最终会进行清除，以消除暴食期间所获得的热量。基于这个模型，针对神经性贪食的 CBT 治疗首先着眼于帮助患者改变进食模式，使其更正常（例如，三顿饭和三顿点心，那期间没有长时间的禁食），从而减少了暴食的欲望（包括随之而来的清除行为）。其次，治疗聚焦于过度关注体型和体重对自尊和其他相关想法所产生的影响，这些想法支撑了患者对这些问题的过度关注，并导致紊乱的进食行为。最后，治疗聚焦于未来可能导致进食问题复发的因素，并帮助患者明确可用于防止复发的因素。

几个国家的不同研究小组已经完成了一系列 CBT 治疗成人神经性贪食的随机对照试验。几乎所有这些研究都表明 CBT 是治疗成人神经性贪食的首选方法。更具体地说，这些研究显示，CBT 使暴食和清除行为平均减少约 70%，这些症状的平均戒断率接近 50%。限制饮食也显著减少，对体重和体型的错误态度大大减少。几项研究显示，在随访的 6 个月至 6 年期间，这些变化都维持良好。

另一种有效治疗成人神经性贪食的方法是 IPT。IPT 最初是作为对成年人抑郁和焦虑问题的简明治疗方法而发展起来的。它是基于这样一种观点，即情绪问题被认为是人际问题（特别是当前的人际问题）的结果。使用 IPT 治疗神经性贪食也聚焦于进食障碍发生和维持的人际环境，目的是帮助患者在确定的人际问题领域做出具体改变。因此，IPT 与 CBT 的直接区别在于，它的焦点不是改变与神经性贪食直接相关的行为或认知。事实上，它很少关注进食习惯或对体重和体型的态度。目前，有几项研究为 IPT 治疗神经性贪食提供了实证支持，但没有一项研究表明 IPT 优于 CBT。

CBT 和 IPT 都可能对青少年神经性贪食有帮助，但是我们发现让父母参与这些治疗很重要。当父母参与治疗时，他们可以提供支持和鼓励，也能直接帮助改变孩子的贪食行为和态度。

营养咨询

另一种常用于治疗进食障碍的方法是营养咨询。长期以来，基于这样一个假设，即营养师在饮食和健康方面的专业知识可以帮助患者根据更合理的指南重新评估他们的选择，营养师一直在这种治疗中发挥着作用。常规的营养咨询包括提供膳食计划、热量建议，探讨替代食物选择以满足营养需求，以及持续地在更健康的食物选择方面提供支持。然而，迄今为止，少数几个检验这种治疗疗效的研究是在成人中完成的，并且发现其他心理治疗（家庭治疗和个体治疗）的疗效优于营养咨询。但是，有时咨询营养师以获得关于特定营养要求或困难的指导可能会有所帮助。

综上所述，研究文献表明，两种形式的门诊心理治疗可能对神经性厌食有效：FBT 和 AFT（由 Robin 及其同事开发的）。到目前为止，家庭治疗得到了更多的关注并有更多的证据支持。然而，精神动力性心理治疗的传统为 AFT 提供了额外的可信度。对于神经性贪食，尽管目前还没有针对青少年的研究被完成，支持 CBT 的证据还是最多的，但是 FBT 也是有效的。如前所述，由于年轻人群中的发展变量（具体包括家庭因素），我们可能需要对针对青少年的 CBT 进行修改。IPT 也可能是治疗神经性贪食的有效方法，而且它已被证明对患有抑郁症的青少年有帮助，是一种合理的选择。然而，家庭的参与通常在青少年 IPT 治疗中至关重要。从研究的角度来看，营养咨询的作用仍然不确定，尽管对大多数患者来说，仅仅靠这种治疗是不够的。然而，将营养咨询整合到其他心理干预中，它仍可发挥作用。

精神科药物

除了门诊心理治疗，各类药物也已被研究以了解它们是否有益于进食障碍。虽然精神科药物——专为治疗精神疾病而研制的药物——可以对某些人有帮助，但重要的是要认识到我们对进食障碍的药物疗效所知甚少。

抗抑郁和抗焦虑的药物的疗效已在患有神经性厌食的成年人中获得了检验，研究发现它们的疗效有限，尤其是在这些患者病情严重时。许多早期的小型研究显示，接受精神科药物干预的患者没有显著的改善。药物在青少年神经性厌食中的作用几乎没有得到关注。在成年患者中，最常用的药物包括：抗抑郁药用于帮助有情绪问题的患者，低剂量抗精神病药用于解决严重的强迫性思维、类精神病性思维和严重的焦虑。几乎没有研究证据表明这些药物对神经性厌食患者有任何益处。此外，这些药物会造成一些问题，因为一些患者报告在服用这些药物时会出现暴食。

过去几十年的研究探索了选择性 5- 羟色胺再摄取抑制剂（SSRIs，如盐酸氟西汀）在治疗神经性厌食中的作用。在门诊或住院治疗中，盐酸氟西汀被用于防止那些在治疗中获益的患者病情复发。到目前为止，研究结果大多是不确定的，并且还没有大规模的系统研究。总的来说，从这项有限的工作中可以得出的结论是，药物治疗神经性厌食的效果仍然很不确定。事实上，大多数临床医生会同意，治疗神经性厌食的最佳药物仍然是一日三餐和三顿点心！

然而，你要记住，其他精神疾病，如抑郁症和焦虑症，可能与神经性厌食同时发生，如第 4 章所述。如果孩子有这样的共病，他很有可能从一个疗程的抗抑郁药或抗焦虑药物中获益，只要药物是为治疗抑郁或焦虑而处方的。此外，神经性厌食有许多医学并发症，正如我们之前所阐述的，许多患者受益于非精神类药物，这些药物由儿科医生处方，用于治疗腹部不适或与疾病有关的其他医学并发症。

与这些药物治疗神经性厌食的令人气馁的研究结果相反，大多数研究在使用抗抑郁药物治疗成人神经性贪食和暴食障碍获得了令人信服的证据。促使研究人员使用这些药物的恰恰是因为许多神经性贪食患者在就诊时也被发现存在抑郁。因为抗抑郁药物对抑郁症有帮助，它们也可能对神经性贪食和暴食障碍有帮助。这些观察结果引出了一系列针对成人神经性贪食和暴食障碍使用抗抑郁药的双盲、安慰剂对照试验。在这样的试验中，研究人员和参与者都不知道被试者服用的是试验药物还是安慰剂（糖丸）。在这些研究中，大多数类型的抗抑郁药物已经被检测，包括三环类、单胺氧化酶抑制剂（MAOIs）、SSRIs，以及非典型抗抑郁药物如安非他酮和曲唑酮。在几乎所有这些研究中，三环类药物和盐酸氟西汀（商品名百优解是最被熟知的 SSRIs）在减少暴食频率方面被证实优于安慰剂。一般来说，相对于安慰剂，该药物对抑郁症状和有关体型、体重的先占观念的改善也更多。针对神经性贪食，单用药物治疗的整体疗效低于单用心理治疗的疗效。

也许最重要的发现是，几乎没有证据证明药物治疗有长期效果。只有一组研究人员表明，使用抗抑郁药地西帕明 6 个月后，即使在停药后仍能维持持久的疗效。

一些对照研究探索了成人神经性贪食的药物治疗和心理治疗。这些研究评估了 CBT 和抗抑郁药物治疗的相对疗效（药物治疗对比心理治疗）以及联合疗效（药物治疗合并心理治疗）。这些研究表明：① CBT 的疗效优于单用药物；② CBT 与药物联合使用的疗效显著优于单用药物；③ 相较于单独使用 CBT，CBT 与药物联合使用仅带来有限的增量效益。结果显示，接受 CBT 治疗的患者相较于接受药物治疗的患者往往更少脱落。最近一项针对成人神经性贪食的社会心理和药理学治疗研究的荟萃分析（结合若干项研究的数据以增加统计学显著性）证实 CBT 是首选的治疗方法。总而言之，这些结果意味着仅接受抗抑郁药物不足以治疗神经性贪食。因此，当使用药物治疗时，心理治疗（如 CBT）也应该被应用。另一个有利于 CBT 的发现是，心理治疗相比于药物通常更容易被患者接受。药物治疗暴食障碍的效果还不清楚。药物治疗似乎对许多人都有帮助。针对回避 / 限制型进食障碍的药物治疗研究尚不存在。然而，抗抑郁药有时被用于减少对进食和吞咽的焦虑以及刺激食欲。

综上所述，最近针对成人神经性厌食和暴食障碍的治疗研究表明，CBT 和抗抑郁药物（尤其是 SSRIs，如盐酸氟西汀）是潜在有效的治疗方法。然而，目前尚无专门涉及青少年神经性贪食或暴食障碍的治疗研究发表。那些对成年人有帮助的治疗方法能否应用于青少年还有待观察。然而，许多青少年确实受益于已在成年人群中检验过的相同药物。作为父母，你可能希望确保医生了解这个现状，并在开处方时保持必要的谨慎。即使这些疗法可以应用于青少年，我们也不知道它们对青少年是否和对成年人同样有效。因此，你应该仔细询问医生，如何将这些从成人神经性贪食那里收集到的信息应用到青少年身上。

强化治疗

不幸的是，一小部分神经性厌食患者和许多病情严重的神经性贪食患者，可能需要住院治疗一段时间。住院治疗、日间医院治疗和居住式治疗具有一个共同点：孩子会全天或每天大部分时间在医疗机构接受治疗。这通常意味着你不会参与孩子进食问题的日常管理，尽管治疗小组可能与你有不同程度的合作，这取决于所在机构的治疗方法。在本节中，我们会探讨强化治疗（如住院项目）对进食障碍疗效的科学研究结果进行讨论。

我们咨询过的许多父母，他们都对住院治疗、日间治疗和居住式治疗的区别表示困惑。住院治疗通常说明患者病情危重急需体重恢复或存在其他与进食障碍相关的急性医学并发症。一旦这些问题得到解决，许多患者被转移到日间医院治疗项目中。在这里，患者被进一步鼓励增加体重，消除其他紊乱的进食行为，但每天晚上和周末都回家。最后，居住式治疗看起来很像住院治疗，但通常用于接收那些在其他治疗中“失败”并且需要长疗程（长达几个月）的患者，以帮助他们回到正轨。然而，从本质上讲，这三种强化治疗方法的相似之处可能多于不同之处。

三种形式的强化治疗都试图：首先，恢复体重，停止或显著减少暴食和清除行为。其次，这些项目旨在帮助患者学会自己进行持续的健康管理，并通过各种形式的心理治疗来帮助患者更好地理解为什么他们会患上进食障碍或疾病为什么会持续存在。与此同时，通过团体形式的心理治疗会面以及家庭治疗，患者得到支持和鼓励。

然而，除了提供内省取向的心理疗法，可以说许多这样的项目遵循着行为治疗的方式。这意味着无论是住院治疗、日间医院治疗还是居住式治疗，日常治疗的主要焦点将放在进食和紊乱的进食行为的干预上。在实践中，这意味着对于那些严重低体重的患者来说，为了保存能量，他们的独立在最初时会受到限制；随着体重的增加，他们也可以获准下床或可以开始在监管下参与有限制的锻炼项目。对于那些长期暴食或清除或过度锻炼的患者，由专业人员密切观察以防止这些行为发生，因为干扰这些行为的长期实践将有助于减少这些行为的再现。总的来说，当患者病情改善时，专业人员的这些禁令和观察都会减少。也就是当你的体重和进食行为恢复到正常时，你会获得更大的自由，无论在独立性方面和饮食决定权方面。在这三种治疗的设置中，这些活动都会发生，但在住院时长、每天的治疗时间、鼓励和允许独立的程度和速度上，存在差异。

一些研究者已经发表了神经性厌食住院治疗疗效的报道，但是没有针对神经性贪食的类似研究。在大多数情况下，专科病房在再喂养和恢复健康体重方面相当成功。例如，一项研究发现，16 名参与治疗的患者在平均 3 个月的使用行为疗法的住院治疗后，总体临床状况有所改善，从而随着体重的增加，患者获得更多的自由或奖励。此外，另一位使用行为疗法的研究人员发现，70% 的患者在住院治疗 6 个月后的 3 年随访中显示出持续的改善。然而，一项英国的大型研究将 167 名青少年神经性厌食随机分组接受 16 周住院治疗或两种形式的门诊治疗，发现除了住院治疗的费用高得多以外，两组之间结果没有差别。这意味着，对于大多数青少年神经性厌食患者来说，住院治疗并不比门诊治疗更有帮助。但这并不意味一些青少年神经性厌食不需要住院治疗。也就是说，那些躯体情况不稳定的患者和那些在门诊治疗中体重难以增加的患者需要住院。然而，这项研究强烈提示住院治疗不一定是父母在治疗孩子时应该考虑的第一步。在另一项最近的研究中，澳大利亚悉尼的 Sloane Madden 和同事们将神经性厌食青少年随机分成两组，一组接受短期住院治疗以改善心动过缓和低血压，另一组接受更长时间的住院治疗旨在恢复体重。出院时，所有受试者均接受 FBT。在治疗一年和之后的一年随访时，两组在临床结果、再入院率或其他治疗方法的使用上没有差异。这些研究者的结论是，短期住院后进行 FBT 与体重恢复到接近正常后再进行 FBT 同样有效。但总的来说，住院时间较短的一组的治疗费用要低得多。

这些研究共同说明，住院治疗可能会带来短期的临床改善，但长期的获益不确定。重要的是要记住，在研究设置中情况往往与现实情况大有差别。例如，某个研究项目可能允许相对长的住院时间，但在现实中，你可能会发现你的保险公司仅支付几个星期的治疗。

住院治疗的一个令人气馁的方面是，许多患者在出院后短短几周内迅速减掉了他们辛辛苦苦增加的体重，即使他们已经接受了几个月的强化治疗。例如，在一项住院治疗综述中，研究人员报道说至少 40% 的住院患者最少重新入院一次。此外，这份报道指出，进食障碍患者每次的住院时间都比其他任何非器质性疾病患者的多。换言之，许多患者，尤其是神经性厌食患者，似乎在医院度过了他们年轻生命中的大量时光。我们已经指出，对于很多患者来说，不幸的是，住院是必要的。最近的几项研究发现，接受 FBT 治疗的青少年通常比接受其他治疗的青少年住院次数更少，住院时间也更短。对我们来说，这个发现尤其表明，对于青少年来说，可能最好的选择是在家里帮助他们，在那里他们的家人和朋友们可以提供支持。

对于进食障碍可用的治疗，你应该得出什么结论？

目前为止，本章综述的所有治疗方法的实证数据的强度都在轻度至中度范围，迄今为止的治疗研究很少。尽管如此，从这些研究以及我们对患者的治疗体验中已经总结出了一些明确的指导方针。

首先，当你的孩子表现出进食障碍的迹象时，尽早采取行动是至关重要的。请不要犹豫或担心你会被视为反应过度或多管闲事。对任何疾病，相比等待症状出现并变得更加棘手，早发现和早治疗一定更有利。

其次，你的参与，尤其是在门诊治疗，应该是一种毫无异议的常规。虽然你可能会觉得还没有准备好去处理像进食障碍这样严重的疾病，但这种担心通常是没有根据的。进食障碍是复杂的疾病，成功的治疗往往需要一组专业人员（心理学家、精神科医生、儿科医生和营养师）的专注工作。这些专业人员中的每一个都会有助于孩子的治疗项目，并且每个人都会解决这个问题的一个重要部分。你应该依靠这些专业人员的专业知识，但是他们也应该认识到你能做出的重要贡献。不管孩子是如何患上进食障碍的，作为父母，你最了解你的孩子，而且你和孩子在一起的时间比治疗团队的任何专业人员都要多。

你不仅可以提供很多东西，你的参与也是至关重要的，因为是你而非其他人在监督你的孩子。

最后，尽早并仔细地注意与进食障碍有关的医学问题是至关重要的。通常，在处理进食障碍危及生命的症状之前，人们会积极尝试解决疾病的原因。如果父母的直觉告诉你，孩子有麻烦，但是你咨询的专业人员想探索为什么你的女儿不吃饭或者为什么你的儿子每天晚饭后都呕吐，你要坚持立即关注眼前的紧急问题：恢复孩子的健康。如果医生不能在这一点上和你达成共识，你需要找到另一位专家（参见第 10 章）。当然，大多数临床医生都会把你十几岁的孩子的最大利益放在心上，并愿意与你一起合作，让孩子恢复健康。在接下来的两章中，我们将讨论如何确保你能够有效地参与到孩子的治疗中，无论接受哪种具体治疗。

延伸阅读

[1] W. S. Agras, J. Lock, H. Brandt, et al. Comparison of 2 Family Therapies for Adolescent Anorexia Nervosa: A Randomized Trial, JAMA Psychiatry, 71(11), 1279–1286.

[2] A. Andersen, W. Bowers, K. Evans. Inpatient Treatment of Anorexia Nervosa, in D. M. Garner and P. E. Garfinkel, Editors, Handbook of Treatment for Eating Disorders, Second Edition, 1997. New York: Guilford Press, pp. 327–353.

[3] E. Attia, C. Haiman, B. T. Walsh, et al. Does Fluoxetine Augment the Inpatient Treatment of Anorexia Nervosa?, American Journal of Psychiatry, 1998, 152, 1070–1072.

[4] P. Beumont, C. Beumont, S. Touyz, et al. Nutritional Counseling and Supervised Exercise, in D. M. Garner and P. E. Garfinkel, Editors, Handbook of Treatment for Eating Disorders, Second Edition, 1997. New York: Guilford Press, pp. 178–187.

[5] P. Garfinkel, B. T. Walsh. Drug Therapies, in D. M. Garner and P. E. Garfinkel, Editors, Handbook of Treatment for Eating Disorders, Second Edition, 1997. New York: Guilford Press, pp. 372–382.

[6] S. G. Gowers, A. Clark, C. Roberts, et al. Clinical Effectiveness of Treatments for Anorexia Nervosa in Adolescents: Randomised Controlled Trial, British Journal of Psychiatry, 2007, 191, 427–435.

[7] J. Hagman, J. Gralla, E. Sigel, et al. A Double-Blind, Placebo-Controlled Study of Risperidone for the Treatment of Adolescents and Young Adults with Anorexia Nervosa: A Pilot Study, American Journal of Child and Adolescent Psychiatry, 2011, 50, 915–924.

[8] A. Kaplan, M. Olmsted. Partial Hospitalization, in D. M. Garner and P. E. Garfinkel, Editors,

Handbook of Treatment for Eating Disorders, Second Edition, 1997. New York: Guilford Press, pp. 354–360.

[9] S. Madden, J. Miskovic-Wheatley, A. Wallis, et al. A Randomized Controlled Trial of Inpatient Hospitalization for Anorexia Nervosa in Medically Unstable Adolescents, Psychological Medicine, 2014, 44, 1053–1064.

[10] P. Robinson. Day Treatments, in J. Treasure, U. Schmidt, and E. van Furth, Editors, Handbook of Eating Disorders, 2003. Chichester, UK: Wiley, pp. 333–348.

[11] S. Touyz, P. Beumont. Behavioral Treatment to Promote Weight Gain in Anorexia Nervosa, in D. M. Garner and P. E. Garfinkel, Editors, Handbook of Treatment for Eating Disorders, Second Edition, 1997. New York: Guilford Press, pp. 361–371.

第三部分

让治疗起效

如何解决日常问题
以帮助孩子康复

第 7 章

为改变负责

如何应用基于家庭的治疗来帮助进食障碍患者

“我们已经尝试了一切。我们试着让他做决定。我们试图强迫他吃饭。我们威胁他。我们惩罚了他。但什么都不管用。”

这是当父母刚被告知将直接负责让他们的孩子回到正常进食模式时，我们通常听到的话。如果你参与孩子的治疗，如 FBT，被要求负责规范其进食行为，你最初可能会对这个要求感到困惑、怀疑甚至沮丧。这些父母告诉我们，他们不知道如何让他们的儿子或女儿进食——充足地或规律地。自然，这会成为他们恼怒和日益沮丧的根源。这种情况也可能会在父母和不愿进食或有清除行为的孩子之间造成巨大的裂痕。许多父母最终感觉好像他们不仅要与这种疾病做斗争，还要与他们正竭力帮助的孩子做斗争。

在本章和下一章中，我们将讨论一些方法，让你能实际参与帮助孩子解决进食障碍相关的各种问题。本章着重于介绍 FBT 方法，它提供了本书的基本前提，要求父母在家直接负责改变孩子的进食相关行为。如果你的孩子正在接受一种不同的治疗，该治疗并不要求甚至不鼓励你承担这个责任，你可以并且也应当参与到孩子恢复健康的过程中；你会在第 8 章发现关于如何参与其他进食障碍的治疗（参见第 6 章）的建议。

无论异常进食模式是否与神经性厌食或神经性贪食有关，你都会惊讶于你能够成功地不诉诸威胁、惩罚或责备却能帮助到孩子。你作为父母所拥有的力量是你对孩子的爱和承诺。这是强有力的力量，是别人没有的。

你自然会担心孩子的健康和幸福，这可能会让你不确定该怎么做。一定程度的焦虑是好事——它有助于推动你采取行动——但是过多的焦虑会压倒你，使你动弹不得。不可否认，找到帮助孩子正常进食的方法是很有挑战性的。你的尝试或许不一定管用。例如，一些父母试图“偷偷”将黄油或其他脂肪混入食物中。从营养的角度来看，这听起来是个好主意，但它往往会导致孩子不信任你。我们发现，更好的做法是设定明确、具体的期望，并直接说出来。这只是我们可以提供的有关原则的一个例子，以指导你想出自己的方式来帮助孩子重新开始健康进食。在本章中，我们的目标是帮助你重拾信心，相信既然自己曾解决了那么多为人父母的难题，那么自己也有能力处理这些问题。这会缓解你的焦虑。

过度焦虑只会使父母犹豫不决，这就导致另一个问题。你的信心不足和不确定经常被认为是缺乏决心。这会促使孩子更抗拒你，因为进食障碍控制了他。正如我们在第 1 章中所说的，不要犹豫，现在就行动。

几个基本原则

像对许多儿童行为问题一样，这里也会用到一些基本的指导原则。第一，找出一个你可以实施的方法来帮助孩子正常进食。如果你整天在工作，不可能陪你的孩子，那你说会和孩子一起吃饭就没有多大意义。第二，对你自己和孩子行为改变的期望要合理。改变行为需要一些时间，准备好要有耐心。第三，使用尊重孩子的策略，但是不要屈服于压力而降低你的期望。这意味着要记住孩子生病了，并且不能完全控制他的想法和行为。此外，这也意味着同情和关怀，而不是批评和惩罚。第四，确保你有来自其他家庭成员、朋友以及专业人员的支持，因为有时这是困难的。如果不难，那么你也就没有必要这么做。最后，确保你不会过早放弃。有时候，早期的成功会导致你过早地放松警惕，使得进食问题再次浮出水面。

当你参与 FBT 时，需要遵循以下具体原则。

（1）与知道如何帮助你的专家一起工作。

（2）像一个家庭一样一起工作。

（3）不要因为你遇到的问题而责怪孩子或你自己。要责怪疾病。

（4）专注于你面前的问题。

（5）不要和孩子争论与进食或体重相关的问题。

（6）知道何时开始后退。

（7）照顾好你自己。你是孩子最好的希望。

本章的其余部分将依次专门探讨这些原则。我们会以十五岁的 Cindy 来举例说明，因为她和她的家人接受了一起与神经性厌食斗争的挑战，此外，我们在整个章节中还会描述许多我们曾经帮助过的家庭的经验。

Cindy 是一个非常专注的青少年。她的父亲 Jorge 是一名会计，她的母亲 Susan 是一位房地产经纪人。她有一个十七岁的哥哥 Todd，和她就读于同一所高中。Cindy 一直是一个优秀的学生，尽管她在社交方面也有点害羞。当她还是高一新生时，她便开始节食，因为她觉得如果身体更健美，她就可以"提升"自己。当 Cindy 体重减轻时，一些女生评论说她看起来"真的非常好"，这让 Cindy 觉得自己更被人接受和喜欢。然而，几个月后，Cindy 的父母对她的体重下降感到恐慌。她现在身高 5 英尺（1 英尺 = 30.48 厘米），体重 80 磅。当她的父母带她去看儿科医生时，她把 Cindy 和她父母转诊给一位家庭治疗师，家庭治疗师采用的家庭治疗要求 Jorge 和 Susan 先从承担再喂养 Cindy 的责任开始。

与知道如何帮助你的专家一起工作

我们在第 1 章讨论了专业评估与治疗的重要性，如果你要在家里直接负责改变孩子紊乱的进食行为，这点尤其重要。现在你知道，理解进食障碍不是一件简单的事情。因此，专家在帮助家庭处理这些问题方面的经验越丰富，他对这些疾病的复杂性的理解就越深。而专家理解得越深入，你就越有可能得到帮助，更能理解为什么你难以改变孩子的进食相关行为。

尽管我们坚信你有能力帮助罹患进食障碍的儿子或女儿，但有效地运用这些技能通常需要帮助。专家会对你正在做的事情给予指导，并建议你去检查哪些是可行的，哪些是行不通的。一个经验丰富的专家能对如何改进你目前的工作或者在你觉得遇到困难时提供建议。

同时，专家可以帮助你更好地理解孩子的想法。这很重要，因为一开始孩子会觉得治疗师是“站在你这边”并且跟他作对的。通过帮助你更好地理解疾病，治疗师向孩子展示出对他的体验的理解，激发了孩子更多的信任和治疗上的合作。

心理治疗专家也会理解每个家庭都是不同的，有各自的自我管理方式和解决问题的风格。有经验的治疗师能够识别出与进食障碍斗争的家庭的共性，但不会强加给他们一个千篇一律的建议。治疗师对既往患者的治疗经验和我们在本章中举例的细节不一定能完全照搬到你的家庭中。这就是你的治疗师需要做的。他会帮助你因地制宜地使用这些原则。

作为一个家庭一起工作

根据我们的经验，父母确实做了很多尝试来帮孩子改变神经性厌食或神经性贪食的自我毁灭性进食模式；然而，他们通常没有坚持地、自信地贯彻任何策略，双方也没有清晰地达成一致（参见第 9 章）。

在第一次家庭治疗会面之后，Cindy 的父母 Jorge 和 Susan 感到不堪重负和困惑。治疗师告诉他们要想办法让 Cindy 吃东西。Jorge 和 Cindy 坐在一起问她想吃什么。Cindy 说她会吃米饭和蒸蔬菜。Susan 说她想让女儿吃一块鸡肉，Cindy 拒绝了，Susan 告诉她必须吃。这导致了一场大声争执，最终 Cindy 离开餐桌而没有吃任何食物。

当 Cindy 的治疗师在下一次和家庭见面时，她仔细倾听了发生的事情。首先，她问 Cindy 的父母，是否他们俩一致认为 Cindy 需要同时吃鸡肉、米饭和蔬菜。他们同意这一点。然而，Jorge 说他无法忍受那些争吵，只要看到 Cindy 肯吃东西他就高兴了。很明显，在治疗师看来，尽管 Jorge 和 Susan 一致同意应该做什么，但对于怎么做他们并没有统一的标准。治疗师解释说，正是计划中的这种“分歧”让进食障碍钻了空子，并降低了治疗的有效性。治疗师建议 Susan 和 Jorge 一起改进他们的计划，包括如何界定吃得足够了以及他们将如何实施计划。

第二天，Jorge 和 Susan 出去喝咖啡。他们一致同意 Cindy 除了吃米饭和蔬菜外，还得吃鸡肉。他们也一致同意，她起码需要吃一块鸡胸肉，他们将允许她选择鸡肉的烧法。但是，食物将由他们而不是她来准备。

Jorge 和 Susan 为了找到方法打破神经性厌食对 Cindy 的控制迈出了第一步。在他们的战斗中还有很多步。在很多种情况下，父母看上去是在一起合作，但是到了紧要关头，他们却非如此。他们甚至常常背道而驰。这种情况是如此普遍，我们会用一整章来讨论（参见第 9 章）。但是此刻重要的是要意识到，在试图重新建立正常的进食行为时，你和另一方父母或者家里的其他成年人建立统一战线是多么重要。

Dinah 的妈妈努力让她吃饭，但她的父亲认为允许 Dinah 运动有助于激励她吃饭，于是总在晚上带她去跑步或去健身房，从而导致其体重无法增加，因为她通过运动消耗的热量比她摄入的热量更多。

Dinah 的父母都没有做错，但由于他们没有将计划的两个部分联系起来，他们没有成功合作。

Haddiyah 的母亲讨厌做任何直接的再喂养工作，并对此感到愤怒，尽管她向丈夫声称自己支持他的努力。Haddiyah 的母亲会在吃饭时“露面”，但她并没有真正观察 Haddiyah 到底是不是在吃东西。Haddiyah 知道这一点，也很容易把大部分食物偷偷扔进垃圾桶。因此，在别人看来，Haddiyah 的缺乏进步是令人费解的。

再次强调，Haddiyah 的父母都没有错。他们只是没有在治疗方法上达成共识。原来，Haddiyah 的母亲觉得她的丈夫胁迫她参与这种治疗，但她不愿意直接说出来。

> Tammy 的父亲在她还是婴儿的时候就抛弃了这个家庭。附近也没有大家族中的亲戚，所以 Tammy 和她母亲非常亲近。Tammy 的母亲自己很矛盾。一方面，她觉得她必须阻止女儿每天的清除行为，但另一方面，她觉得“监视和控制”她十几岁的女儿太可怕了，以致她发现自己屈服于并且“忽视”了 Tammy 清除行为的明显迹象。

Tammy 母亲矛盾的冲动是可以理解的。正如我们之前讨论过的，进食障碍患者在大多数情况下通常表现出完全正常的思维——除了与食物和体重相关的方面。父母形容吃饭时就像看着一团迷雾笼罩着孩子的个性和思维。青少年看起来很正常，但是当被要求吃父母指定的食物时，愤怒、怨恨和怪异的行为就会出现。看到孩子平时能理性思考和行动，然后在吃饭的时候变得不理智、高度情绪化或者孤僻，这非常令人困惑。这种困惑可能会导致你在努力再喂养或防止孩子的暴食或清除行为上产生不确定性和矛盾性。像 Tammy 的母亲一样，你可能最终会犹豫是否去做你需要做的事情。不幸的是，犹豫不决使进食障碍有空子可钻，也使它建立起更牢固的据点，就如我们前面所提到的那样。就像 Tammy 的母亲体验到的那些，这些感受会降低控制和干预措施的效果，也会阻碍你找到另一种治疗方法（参见第 8 章），而这种治疗方法可能更符合反感监控孩子的人。

不要将兄弟姐妹排除在外

你的其他孩子是另一种有助于战胜进食障碍的资源。兄弟姐妹可能是你一生中和你关系最长久的人，这对你的孩子也是如此。无论他们是否表现出来，当一个孩子有进食障碍时，其兄弟姐妹通常会受到影响。他们有时比你更早意识到这个问题。然而，一种混杂着既要保护又要帮助他们同胞的责任感往往使他们感到困惑和不堪重负。他们也会对患有进食障碍的兄弟姐妹感到愤怒，因为他们给家庭“造成了所有的这些问题”。

在治疗中，兄弟姐妹可以支持你患病的孩子。首先，兄弟姐妹通过来参与治疗表达了他们的兴趣和关心。没错，起初他们可能只是因为你的强迫才来的。然而，随着时间的推移，在克服进食障碍这个问题的过程中，他们看到全家人在一起是如何成为一种资源的，他们也会从中受益。五六岁的弟弟妹妹可能无法理解正在发生的一切，但治疗师会要求他们为哥哥姐姐做些友善的事，如制作一张卡片或做一些通常由哥哥姐姐做的家务。年长的兄弟姐妹可以带患病的弟弟妹妹去郊游，这有助于分散他们对吃东西和增重的痛苦感，或者防止他们的清除行为。通过这些方式以及许多其他方式，兄弟姐妹可以使在家里改变有问题的进食行为这个过程更容易些。

当然，有时兄弟姐妹之间也不帮忙。Monica 和 Delphine 是双胞胎，他们一直互相竞争。当 Monica 开始节食，体重减轻了一点时，Delphine 会减得更多。当 Delphine 患神经性厌食时，Monica 一点也不支持帮忙。她觉得自己必须比 Delphine“更厌食”。在这个例子中，在体重和外表上持续不断的竞争使得我们不可能看到全家在一起。相反，治疗师只和父母一起工作，并分别支持每个女儿，而父母则帮助他们两个。有时兄弟们会不停侮辱和嘲笑自己姐妹的体重，虽然他们通常知道不该这么做。了解这些行为背后真正的原因是有帮助的。是嫉妒吗？还是恐惧或是烦恼？或者这是一种关系破裂的证据吗？你的治疗师应该帮助你找出这种行为背后的原因以及如何最好地处理它。无论如何，作为一个父母，你需要阻止这种行为，因为这会对你成功帮助孩子的努力产生不利的影响。

不要责怪孩子或你自己

当你看到孩子固执地拒绝吃东西时，你很难不把责任归结到他身上。然而，正如我们所知道的，觉得自己导致了进食障碍而自责是毫无用处的，责备孩子显然也没有帮助（参见第 3 章）。记住你的孩子得了一种危及生命的疾病，这种疾病会扭曲他对自己体重和体形的认知和体验，记住这点有时会让你对这种情况的思考更加清晰。然而，这还是很棘手，因为孩子就在你面前，是他的声音在说“不”，也是他拒绝坚持合理的进食行为。然而，在这种困境中，他明显也很痛苦，也不能让你或他自己满意。为了进一步解释这一点，让我们回到 Cindy 的家庭。

在第二次治疗会面时，Cindy 的父母向治疗师抱怨她对吃东西有多么反抗以及他们对她有多生气。治疗师对他们所遇到的困难表示同情，但是，通过在黑板上画一个相交的圆的维恩图（Venn diagram），就像在第 2 章中所呈现的那样，提醒他们 Cindy 通过神经性厌食的眼镜看世界的方式是多么的不同。然后治疗师提醒他们，责备 Cindy 专注于减肥通常是没有帮助的。她患了一种疾病，这使她不能像别人那样看待事物。治疗师帮助 Cindy 家人了解神经性厌食在多大程度上遮蔽了真实的 Cindy——她不能参加学校生活或社交生活，她所有的时间都花在担心体重和食物上，她完全失去了幽默感。然而，治疗师指出，理解她的困境是一回事，但让她继续挨饿是另一回事。她再次让他们找到一种方法来帮助 Cindy 进食以及和神经性厌食战斗。把疾病与 Cindy 分开来并不容易。要做到不把 Cindy 的疾病看作是她的“任性”对 Susan 来说很困难，但她会尽力。Jorge 也同意不管听到 Cindy 的哭声对他来说有多么难熬，他都不会离开房间。

晚餐时间到了，Susan 和 Jorge 把他们希望 Cindy 吃的肉放在盘子里。Cindy 立刻站起来离开了桌子。他们平静地跟着她到她的房间，带着她的晚餐，与她挨着一起坐在床上。他们温和地解释说，他们知道这对她很难，他们爱她，会在那里帮助她。他们在那里坐了大约一个小时，Cindy 仍然拒绝吃东西。Susan 开始生气了，Jorge 问她是不是想休息一下，再马上回来。Susan 认为这是个好主意，于是就这样做了。Cindy 现在哭了起来，声称她的晚餐被毁了。Jorge 解释说他会把它加热，然后她就可以吃了。Cindy 吃了几口就爬上床了。她的父母解释说，他们不会放弃她，很高兴她和他们一起吃了一些晚餐。她妈妈说：“我知道对你来说吃这种东西是多么困难，因为厌食症是如此的厉害。我们会继续努力的。”

Cindy 和她的家人刚刚开始对她的神经性厌食进行工作，理解这一点很重要。在这一点上，Jorge 和 Susan 断定，他们的支持和鼓励是对 Cindy 这顿饭吃得极少的正确反应。这并不意味着他们将允许 Cindy 继续吃不足以恢复体重甚至支撑她能量需求的食物。与进食障碍斗争的一个重要方面是设定不吃的后果，如在本章的后面将要讨论的。设定后果不仅起到激励孩子去吃的作用，也给了父母另外一种方式来应对孩子的不吃东西，而不是变得愤怒，也不是不假思索地把病归咎于孩子。

让一个健康的青少年为自己的行为负责是完全有道理的。甚至让一个患进食障碍的青少年对自己的那些与体重和食物无关的行为负责也是有道理的。但是，当涉及他们进食和运动的模式时，至关重要的是要记得将疾病与孩子分开来。不管他听起来多么理性，不管他对进食和体重的信念多么坚定，如果孩子患有进食障碍，他对自己有关食物方面的言行并不能真正负责。当你和他谈论这些话题时，是进食障碍在回答你。你应该把进食障碍而不是孩子定为你的敌人。许多父母自然很难记得说出“不，我不吃”和“不，我不认为我必须禁足”的主体是不一样。然而，深入理解第5章中所描述的认知歪曲可以帮助你清晰地记住：你是在与疾病斗争，而不是与孩子斗争。

Mike 的父亲每次发现儿子仍在呕吐的证据时就会开始长篇大论。当 Mike 的父亲生气时，他变得很挑剔和敌对，让 Mike 觉得他好像被攻击了。这导致 Mike 越发努力掩盖他还没有完全停止清除行为的事实。这使得他的家人很难看到他正在取得的进步，也很难看到他哪里仍然有困难。这意味着他们不能有效地帮助他。

愤怒会让你失去理智，也使你更难去理解问题在于疾病而不是孩子。当帮助孩子吃饭时，愤怒肯定会妨碍你的成功。

另一种可以把疾病和孩子分开的方法是记住你的孩子真的没有选择生病，即使看起来是那样的。患有神经性厌食的孩子可能没有恢复健康的动力，但不是你的孩子想要这样，而是这种疾病太顽固了。当然，清除行为是令人沮丧的，因为许多人将它看作是浪费和肮脏的。然而，大多数清除食物的孩子感觉受困于他们对体重的担心和焦虑而不得不这么做，并陷入一种他们不知道如何摆脱的慢性循环。记住这些事实可以帮助控制你的愤怒。同样也可能有帮助的是，你试着记住：孩子很难将你的愤怒理解为是针对疾病，而不是针对他的任性、忘恩负义、难以相处和令人沮丧。

尽管如此，你对于不得不承担这个问题的愤怒是可以理解的。你当然不应该承受这一切——孩子也一样。为了不让你的愤怒压倒你，或者把它发泄在孩子身上，去识别愤怒即将要出现的征象很重要。你可能会注意到你的耐心很有限，你紧张不安，你的语气带有讽刺意味，或者你被通常会忽略的事情激怒。当你发现是这样的时候，休息一下、找人聊聊、离开。否则，你的愤怒会抵消掉你所做的很多好的工作。

正如我们所指出的，没有太多的证据表明你应该为孩子的进食障碍而受责备。然而，越来越多的证据表明，不管进食障碍的原因是什么，只要你不感到内疚和无力，你就可以成为解决方案的一部分。当你开始行动时，感到内疚尤其会带来麻烦。责备自己会让你产生很多继发的猜疑和犹豫，这会给进食障碍留出回旋的余地，使它有机可乘。

> Keshia 确信自己对体重的挣扎和节食是导致她十五岁的女儿患上神经性贪食的原因。她觉得，她自己节食减肥这么多年而体重摇摆不定，却要求女儿规律地吃东西，这是搞双重标准。

Keshia 有一个观点——因为她自己也在节食而且为体重担忧，也许她帮不到正在痛苦挣扎的女儿。但这是有区别的。Keshia 从来没有发展成进食障碍，而她的女儿却是。因为 Keshia 责备自己以及在帮助女儿时犹豫不前，她实际上让神经性贪食更牢固地控制了她的孩子。他们的家庭治疗师指出，Keshia 因为内疚而犹豫不决，没有继续监督她的女儿。这最终比她以往所做的任何事情都更有害，因为现在她的女儿需要她的帮助。Keshia 决定，即使她感到内疚，她也不会让其妨碍她帮助女儿。她发现帮助女儿实际上减轻了她的内疚感，尤其是当她的女儿有所回应时。

关注你面前的问题

正如我们在第 3 章中所建议的，如果你花大量的时间试图弄清楚你的孩子为什么患上了进食障碍，那么你很容易分心，并被引入歧途。但是很多其他的方法也会让你迷失方向。专注于问题所在——紊乱的进食行为和信念——是有挑战性的。无论孩子是神经性厌食还是神经性贪食，你必须把改变紊乱的进食放在首位，保持专注，通过干预来改变行为，建立一个有规律的进食模式，并找出方法扩大食物选择的范围。与此同时，重要的是要确定什么时候可以允许锻炼、什么时候要预防暴食和清除行为，以及知道什么时候病情改善得足以让你可以开始后退一步，并把控制进食的权利还给孩子。让我们依次检查每一个问题，看看如何保持专注。

将改变紊乱的进食作为你的首要任务

将改变紊乱的进食作为首要任务听起来很容易，但在家庭实践中会发现这比预期的要难。在大多数家庭中，大量的事件会造成分心干扰。工作要求、家务、其他家庭成员的需求等，经常会分散注意力。例如，Laura 的家庭在她的需求和她两个兄弟姐妹的需求之间左右为难。作为父母，他们觉得如此过分关注 Laura 和她的问题是不公平的。是，这不公平，但是 Laura 的营养如此不良，以致她的生命和未来都岌岌可危。他们的治疗师帮助 Laura 的父母接受这样一个事实：对 Laura 的额外关注是必要的，但同时也要看到这是有时限的。

> 十三岁的 Danny 的父亲在儿子的需要和他高要求的工作之间左右为难。作为一家大公司的首席执行官，Danny 的父亲几乎每周都要出差。也许是因为 Danny 的母亲没有工作，因此可以待在家里帮助他们的儿子对抗神经性厌食，他的父亲继续把工作作为他的首要任务。这个家庭的治疗师迅速介入，并提出了一个有说服力的理由，让全家人把改变 Danny 紊乱的进食作为首要任务。Danny 的父亲重新安排了许多即将到来的出差，并将他的工作委派给公司的其他人。

很多职业的要求可能是强制性的。与 Danny 的家庭不同的是，许多家庭的父母们如果要抽出时间去帮助孩子恢复正常进食，那么将在经济上遭受损失。但为了孩子的生存和恢复健康，负责孩子进食行为的父母必须将这个目标置于任何其他目标之上。此外，进行这种集中强化的努力可能在一开始显得代价高昂，但从长远来看，它可以防止对更昂贵服务的需求，如住院或居住式治疗。

治疗师的任务是帮助你在你所关心的所有事物中将其（帮助孩子）作为首要任务。你可能会被其他“有趣的问题”吸引，如进食障碍出现的原因，或者发现有不得不处理的问题，但这些纷扰只会阻止你去做此时你需要做的工作——让孩子正常进食。

抽出时间

到目前为止，你无疑已经明白了这一点：至少数周，你和/或你的配偶可能需要在所有进餐时间和点心时间都有空，以监控孩子的进食情况。对于许多父母来说，这是一个很大的调整，有的父母因为工作或学校的日程安排，多年来没有出席过早餐、午餐甚至晚餐。接受这个要求意味着你需要调整你的个人和职业生活。如果你日程表上的安排似乎很繁重，回到第1章，提醒自己，虽然进食障碍是一种精神疾病但并不意味着它不严重。正如我们所展示的，这些疾病与任何身体疾病一样。他们应该得到的关注和你在孩子手术、事故或发现其他严重的医学问题后会给予孩子的关注是相同的。

虽然这是一个艰难的决定，Jorge和Susan都请了几个星期假来帮助Cindy。他们讨论了这项措施的利弊，但最终决定以这种方式使用病假和假期是必要的，因为他们现在认识到Cindy的病情有多严重。Jorge一开始有段艰难的时期，他的老板没有Susan的老板那么同情他。Jorge告知老板一些关于进食障碍的信息以及他们所采用的治疗措施。这帮助她理解到Cindy病情的严重性和Jorge的担忧，以及他需要更多地减少工作。

不要以为你无法与雇主协商一个公平的安排。请个短期的病假是一个好主意，因为在所有的用餐时间统一战线可能是最有力的，但在实际操作中你可能不得不妥协。弄清楚如何调整你的日程安排，让你尽可能多地在吃饭时在场。也许你们俩可以计划在早餐和晚餐的时候都在场，但是为了能在午餐和点心时间也有人在场，你们不得不轮流休息一天。在双亲家庭中，一个常见的解决办法是分配用餐时间，但这确实会让你们每个人在不同的用餐时间单独与这个问题做斗争。正如我们在第9章所讨论的，这会给父母创造很多机会，使他们在各自与孩子吃饭的时候以不同的方式去做事情。结果就给了进食障碍一个机会，在统一战线的裂缝中钻空子。这就是为什么我们强烈建议你们从一开始就想办法弄清楚你们俩怎么能在所有的用餐时间都在场，至少在最初的几周需要这样。

如果你们不得不分割任务，考虑一下，如你们中的一个是否比另一个更“喜欢早起”；在这种情况下，早起的人可以被分配确保孩子吃早餐的工作。如果你们当中只有一个人在白天有空，那这个人就可以在白天吃点心和午餐的时候去学校。一些父母安排学校辅导员或护士与他们的儿子或女儿共进午餐，但这通常只有在一段时期后才合适，只有你有了一个大致上有效的计划，并且从孩子那里得到了足够的合作，才能尝试该计划（本章末有更多关于何时你可以退后一步的介绍）。

如果你没有配偶，寻求另一个成年亲戚的帮助可能很重要。即使孩子有父母双亲，这种做法也能奏效，就像 Sarah 的情况，她的父母都在工作，但她的祖母——在任何情况下都是家里的主厨——在任何进餐时间都有空。

你可能会觉得只是待在那儿对孩子的进食不会有太大的帮助，但其实它会。你在那里就可以提供情感和结构上的支持，并可以鼓励孩子进食。当然，除非你的孩子也出席所有的用餐，否则他不会从这种支持和鼓励中受益。这有时意味着孩子需要请病假离开学校或在家学习几个星期。这通常是首选的策略，就像 Cindy 的情况一样。

> Susan 要求 Cindy 的儿科医生开一张假条，以允许 Cindy 因为身体和精神上的虚弱而请假数周。因为这显然是恰当的，儿科医生提供了这张假条，每周都会有一位家庭教师把 Cindy 的作业拿给她。Cindy 起初反对这种安排，声称她会错过太多学业。她的父母指出，在这一点上，需要优先考虑的是她的健康而不是学业。尽管他们也支持 Cindy 的学业成就，但他们表示，如果她没有从神经性厌食中康复，成绩好也没有意义。这个计划让 Cindy 和她的家人把注意力集中在进食上，而不是学校的社交和学业压力上。

如前所述，有时父母可以在午餐时间去学校，或与学校一起制订一个灵活的计划，在几个星期内允许孩子在家吃饭。可以理解的是，大多数青少年不喜欢他们的父母出现在学校和他们一起吃饭。然而，这是一种他们容易接受的提醒：这就是疾病的代价，所以有时候这会成为孩子恢复正常进食的额外动力。然而，在家吃饭也可以向孩子发出一个明确的信息：与学业相比，此时孩子的健康是多么重要，以此明确什么是首要任务。你必须决定对你的孩子来说哪个是更强大的激励，并帮助他做出必要的改变。

虽然这个例子聚焦于监控神经性厌食患者的进食行为，但正如我们强调的，对患有神经性贪食及暴食障碍的孩子来说，规律进食也非常重要；否则，他们将更有可能暴食，然后清除。所以，无论对于神经性厌食、神经性贪食还是暴食障碍患者来说，确保一整天中他们的进食行为都是被监控的这一点非常重要。

除了父母和患进食障碍的青少年，兄弟姐妹和其他住在家里的家庭成员也需要在家里吃饭。让全家人尽可能多地聚在一起吃饭肯定会有所不同，因为这样你的孩子就知道每个人都在努力帮助他。作为父母，通过确保准备好正确的、适量的食物并被孩子吃掉来帮助孩子。兄弟姐妹可以帮助缓解吃饭时的紧张和压力，并使吃饭时间变得更正常。他们还在一定程度上分散了进食障碍孩子的注意力，让他不至于老想着不得不吃的东西。如果他对你要求他吃饭感到生气或不高兴，他们也可以给予其支持。

> 十七岁的 Todd 和妹妹 Cindy 小时候关系相对紧密，但他现在忙于自己的生活。起初他讨厌不得不回家吃晚饭。他的教练告诉他，如果他错过了太多训练，他可能不得不离开他的篮球队，而这些训练通常一直要持续到晚餐时间。Jorge 和 Susan 努力安排 Todd 的日程，因为他们认为 Todd 对于帮助 Cindy 很重要。起初，Cindy 没有理睬 Todd，但当她看到 Todd 如此努力地陪伴她，在她感到与父母的斗争压倒她时，她会更多地向 Todd 寻求支持。

芭蕾课、足球和朋友，以及许多其他的干扰都可能会召唤着你的其他孩子们，并使他们无法同你们一起进餐，于是你不得不给出一个强有力的理由来解释为何所有人都需要一起进餐，并寻求治疗师的帮助来支持你的要求。我们强调，这样需要大家一起进餐的状况不会一直持续下去，但现在这很重要，因为一个家庭成员生病了，需要所有人的帮助。通常，当兄弟姐妹们意识到让他们的同胞开始正常进食或停止清除行为的紧迫性时，他们会勉强同意。但你也应该准备好找到方法来满足他们的需求。家庭可以允许其他孩子一周有两晚不参加家庭聚餐，这样可以使他们在帮助患有神经性厌食的姐妹时更多一些支持，少一些怨恨。由你来决定应该怎么安排，记住，如果一个孩子对放弃时间或某些活动非常不满，以致让其一起进餐是完全适得其反的，那么你可以选择暂时不让他参与计划。即使在这种情况下，您也应该继续鼓励其他兄弟姐妹参与进来。许多人最终还是改变了主意。例如，Darren，一个十岁男孩，他的姐姐 Terry 有神经性厌食，他坚持戏弄她并直呼她的名字。在他的父母意识到他是多么嫉妒父母在 Terry 身上花了很多时间，并努力满足他的需求后，他对姐姐的态度也改变了。

这是一个很普遍的问题，尤其是对弟弟妹妹来说，他们一开始会感到焦虑和被忽视，因为父母的关注集中在他们的患进食障碍的同胞身上。父母很难找到一个方法可以同时照顾到孩子们的所有需求，但通常情况下，花点时间与未生病的孩子们待在一起有助于减少他们的紧张和嫉妒。

你也需要有思想准备，许多兄弟姐妹一开始不想参与其中，只是因为他们觉得不知道如何去帮助。随着时间的推移，如果受到鼓励，他们通常会找到适合自己与兄弟姐妹关系的方法去进行帮助。

起初，Todd 对他能做些什么感到不知所措。然而，事情很快就清楚了，他不需要做任何戏剧性的事情。所以，每周他都会为 Cindy 找一些“好”的事情做。例如，他会让她在晚饭后玩一个电子游戏（她的选择之一）或者和她一起看一个视频。随着 Cindy 情况的改善，他自愿和她一起去一些地方，并邀请她参加他的比赛。这对 Cindy 和 Todd 来说都足够了。在吃饭的时候，Todd 对他的妹妹起到了安慰的作用，让她意识到她除了进食障碍，还和其他人连接在一起。

建立规律的进食模式

一旦你、患有进食障碍的孩子以及家庭的其他成员能够在大多数用餐时间出现，下一个挑战就是安排相对固定的用餐时间。无论是神经性厌食还是神经性贪食，有规律的进餐时间都是必要的。同样，这种做法可能与你在进食障碍发生之前所做的有很大的不同。在繁忙的生活中，我们吃饭越来越快，经常独自吃饭，且不定时。我们对家庭的访谈经验中，在治疗之初没有固定的进食时间的家庭并不少见。当他们的孩子还很小的时候，很多家庭都有规律的餐点——3 顿饭和 2 ～ 3 顿点心——但现在已经不再是这样的了。因此，重新建立这样的进餐时间结构可能一开始是件难事，但这是必要的。在神经性厌食的情况下，身体需要有规律的进食来维持生理运作。然而，正如许多患病的人会告诉你的那样，如果他们几个小时不吃东西，继续禁食的愿望就会增加。对于那些患神经性贪食和暴食障碍的人来说，不吃饭还会带来另一种危险——因为饥饿的增加而增加暴食的风险——所以在这两种情况下，结构化的进餐时间可以有助于进食模式的正常化。以 Cindy 为例，Susan 和 Jorge 设定了规律的用餐时间。早餐大约在早上七点，早上十点左右吃早点心，十二点吃午饭，下午三点吃点心，下午六点吃晚饭，晚上九点半吃夜间点心。

在设定规律的进食时间方面，你可能会遇到一些困难。主要的障碍通常是兄弟姐妹或父母的工作、上学及其他活动的时间表有冲突。一位上夜班的护士妈妈要求改变几个月的工作安排。一位早上通勤时间很长的父亲，他为妻子和儿子准备好早餐，然后把早餐留给他们。这样，即使他不在，他也可以为早餐做些贡献。回想起你的孩子是婴儿的时候，你必须定期和短间隔地喂他，以确保他的健康和成长，这对于理解规律饮食的重要性可能是有帮助的。对大多数父母来说，这一段时间令人疲惫，也很吃力，但在大多数情况下，这只持续了一年左右的时间。同样的事现在需要再做一遍。不同的是，那时他可能用哭来让你知道他饿了。现在他的病使他不再哭了。

旅行是一个常见的难以设置时间表的障碍。在治疗的早期旅行通常不是一个好主意。旅行意味着改变时间表、在饭店里吃饭，且孩子经常要处于紧张的社交场合中，他们也许尚未做好准备，就像 Tamara 的情况。

Tamara 想去纽约拜访亲戚。她知道这很难，她保证进食，但当她到达纽约时，她发现自己做不到。她不信任餐馆，她也还没准备好和父母之外的任何人一起吃饭。当她回来的时候，她已经减轻了6磅，而且几乎需要住院治疗，因为她的心率已经低到危险的程度。

即使是为了奖励进步而设计的迪士尼乐园之旅也会引发问题，因为这样的奖励如果给得太早了，可能会适得其反。赢得旅行机会的成功也很快会消失，因为对那些还处于早期恢复阶段的人来说，“安全食品”和“安全环境”的供应是非常有限的。尽管如此，一些旅行可能是必要的。当要去旅行时，父母会发现他们需要准备各种各样的食物，以防他们发觉自己的选择不太好或餐馆难以接受。有时这意味着得多带一个行李箱，但总的来说，准备充分是完全值得的。

一旦孩子开始康复，短时的旅行可以作为对病情改善程度的评估，也可以作为一项新的实验，用以挑战神经性厌食和神经性贪食患者常见的关于进食、食物和体重的歪曲假设。通常一个好的开始是去“安全”或“舒适”的当地餐馆，看看在这些环境中进食情况是怎样的。

然而，在一些特殊的情况下，即使在早期治疗中，旅行也是有帮助的。有些家庭因为工作和学习的原因很难聚在一起，当他们在夏威夷待了2周后，他们第一次发现实际上他们可以找出时间支持他们的女儿。他们之前很少在餐馆吃饭。然而，在他们回去后，他们看到了已经取得的进步，这也激励他们即使回到家也要把之前做的坚持下去。

帮助你患有神经性厌食或回避/限制型进食障碍的孩子吃得更多

当患者从神经性厌食或回避/限制型进食障碍相关的营养不良中康复时，与神经性贪食或暴食障碍不同的是，患者不得不规律进食，且需要大量进食。这通常是建立进食规律后的下一个挑战：如何增加孩子的进食量。

Jorge和Susan试图在计划表上确定他们所认为的Cindy每顿饭和点心应该吃的东西。起初，他们让治疗师“告诉他们”她应该吃什么。治疗师说她相信他们会想出办法如何喂养Cindy。她指出Cindy的哥哥Todd是一名健康的高年级高中生。治疗师解释说，之所以不能“告诉他们”该做什么，是因为 Jorge 和 Susan 才是必须执行他们想出的任何计划的人。治疗师说，根据她的经验，她很乐意为他们提供建议。她说，有时候父母一开始并没有意识到他们的患神经性厌食的孩子需要多吃多少食物。重要的是要记住增加体重比仅仅保持体重需要更多的进食量。

就像 Cindy 的父母一样，你可能会发现决定每餐给神经性厌食的孩子提供多少食物是一个挑战。父母通常会发现自己低估了孩子需要的食量。我们经常听到这样的话：“她的体重怎么会不增加呢？她吃得比我多！”但有时父母忽视的是，患有神经性厌食的人实际上燃烧食物的速度非常快，直到大量进食后才有可能取得进展。

当孩子认为他不想吃的时候让他多吃点，这是从神经性厌食中恢复的核心挑战。父母有很多成功的方法，但首先他们必须设定清晰的期望。Veronica 的父母列出了她的完整的餐食和点心，这是基于他们所认为的她恢复降低的体重所需要的食量。他们把要她吃的食物放在她的盘子里。她绝对不能选择吃什么或吃多少。她的父母从经验中了解到，给 Veronica 一个选择的机会就是让她陷入了一个她还无法解决的困境：是放弃神经性厌食还是坚持下去。当然，Veronica 不喜欢这样，但她的另一个部分松了一口气，因为她不必做决定了。她想的是，如果他们强迫我吃东西，那么我不用承担责任。这会暂时缓解她对进食和体重增加的焦虑和压力。Sarah 的父母做得有点不同。他们觉得 Sarah 可以自己装满盘子并选择吃什么，但他们也明确表示，如果他们认为她选得不够，他们就会加进去。

对于一些父母来说，提供有限的选择是很有效的，只要他们还能决定多少食量是足够的。当然，如果仅仅设定正确的期望和装满盘子就足够了，我们可能就不需要写这本书了。除了提供足够的食物，你还必须设定不吃东西的明确后果。

Veronica 知道，如果她不吃东西，她就得待在房间里的床上，在那里她可以读书或做作业，但不允许做其他事情。她还知道，如果她坚持不吃东西，她的父母会带她去看儿科医生，如果她的心率或体温过低，医生最终会把她收住院，在那里她必须得待到情况好转。她知道，如果那件事发生了，她将被迫在那里吃饭。

正如我们在前面谈到责备时所提到的，设定后果可以帮助你避免因孩子拒食而落入生气的陷阱。这就是为什么后果应该提前设立好，当然要在开始进餐之前。同样，每个家庭都必须决定实施后果的最佳方式。

Sarah 的父母决定不会因为一餐没有完成规定的进食量而执行不吃的后果。相反，他们会称赞 Sarah 吃了什么，而忽略她没有吃的，但明确表示希望她能做得更好。在一天结束的时候，他们会向 Sarah 明确表示，如果她不继续增加体重，他们需要变得更严格。这意味着他们将提供更少的选择，允许更少的自由。

在设定不吃的后果时你需要记住一点，对于大多数家庭来说这是对孩子真正的保护。以这种方式看待它们可能会让你更容易来实施，并使孩子接受。当孩子营养不良时，让他必须卧床休息，这听起来、感觉起来都像是对他的惩罚，但当他营养不良时，这也是必要的，以确保他不会努力减去更多的体重。同样地，让孩子不上学似乎是不公平和适得其反的，但对许多人来说，上学虽然是一种成就的源泉，但实际上常常充满了压力，并且还增加了与进食障碍相关的歪曲思维做斗争的负担。

合理的、有成效的后果也可能帮助你避免更严厉的惩罚，而这些惩罚很少有帮助。父母有时会考虑对不吃东西施以严厉的惩罚，因为进食障碍是如此令人沮丧的疾病。大多数父母避免采取此类措施，因为他们已经正确地认识到孩子是敏感的，而且通常对温柔的校正都是给予回应的——至少对除了吃饭以外的所有事情。在大多数情况下，即使是那些尝试更加严厉惩罚的父母也会很快发现这适得其反，会使他们的孩子更强硬地反抗，而不是配合他们的努力。

在清楚了你的期望和如果你的期望没有实现会发生什么之后，下一个挑战就是坚持下去，毫不松懈。在这一点上，你必须坚持得比进食障碍对你孩子的蓄意控制更久。记住，你有几个优势。首先，在双亲都在的情况下，至少当你们一起工作时，你们结合的力量可以更有效地阻止进食障碍。在这种情况下，二对一（这个“一”就是神经性厌食或神经性贪食）没什么不公平的。其次，你更年长、更有智慧、更有经验。你了解孩子以及他为什么这样做。你可以利用这些信息慢慢地在他内心建立战胜神经性厌食的动力。此外，即使你的孩子是青少年，你仍然有法律赋予的和作为父母的权威可以依靠。这些都是不小的优势，因为它们可以让你代表你的孩子做出决定，即使在孩子因为生病而拒绝配合治疗或住院等时。另外，你爱你的孩子，为了他的幸福你甘愿奉献，这会成为你的能量源泉，支持着你度过艰苦的时光。

不管有没有优势，你都需要坚持下去，用策略战胜、克服进食障碍。像任何计划一样，它只是一个计划，直到它被执行。这通常是父母最困难的地方。他们希望干预方案更容易、更简短，有时他们甚至想要别人来执行这些方案。执行计划和设定后果是必须完成的工作，没有办法回避它。你的耐心、精力和决心都会受到考验。我们想提醒父母，进食障碍不是一夜之间形成的；相反，正如我们在第 1 章中所描述的那样，它们在不知不觉中生成。我们想提醒父母，进食障碍必然是一点一点被打败的。

如果把执行这个计划想成给杂草丛生的花园除草，这也许会有帮助。如果在一天开始的时候，你关注的是有多少杂草、需要多长时间以及工作有多累，那么你清除开始的几英尺杂草时就会觉得麻烦。相反，只是开始除草，把注意力集中在那棵深深扎根的杂草上，拔完一棵再拔下一棵，慢慢地，你会看到事情的进展。所以，当 Julia 的父母只是让她比前一天多吃两三口清淡的鱼时，他们感到沮丧和挫败。他们想放弃。他们感到无能和愤怒。与他们一起工作的治疗师鼓励他们以另一种方式看待问题。他说：“你成功地让 Julia 吃了三口，否则她就不会吃了。这是一个伟大的开始。如果她明天吃六口，那就更好了。坚持下去。”在明确预期和足够灵活之间找到替代方案，同时又不屈服于进食障碍，这是一件棘手的事情。尽管它还没有完全压垮你的孩子，但你也千万不能让进食障碍钻了空子。

在接下来的几天里，Cindy 吃的每顿饭都是一种折磨。每次尝试后，Susan 和 Jorge 都一起讨论并试图找到新的方法来鼓励他们的女儿。首先，他们试图贿赂她：“如果你吃了这个，我们会给你买一台新的笔记本电脑。”Cindy 吃了，但下一顿饭她又不吃了。她说：“这不值得。”接下来，他们试图让她感到内疚。“看看每个人有多沮丧。你妈妈晚上睡不着。我们都是废物！”这让 Cindy 哭泣，她试图吃，但最终只是感觉更糟。看起来有效的方法是不谈进食或食物。只是鼓励她继续努力，确保她休息好，没有其他压力或干扰，似乎都是有帮助的。渐渐地，他们的耐心和坚持开始显现出效果。Cindy 的坚决不吃东西在他们爱的决心面前开始瓦解。一开始是一口鸡肉，然后是半杯牛奶，但进展是平稳的。全家人去见治疗师，看到 Cindy 的体重正在增加，虽然开始时很慢，但几个月来他们第一次尝到了希望的滋味。

孩子经常会告诉你，他“太饱了”“肚子疼”“不饿”和“刚吃过”。在某种程度上，每一种说法都可能包含一些事实，但它们都不是重点。对于神经性厌食，吃得比平时多是必要的。就神经性厌食而言，食物简直就是药物。然而，父母可以在一定程度上帮助孩子处理这些抱怨。一对父母发现，把一种富含营养（蛋白质和必需脂肪酸）的液体补充剂作为他们儿子日常饮食中常规的一部分可以帮助到他，因为他服用后感觉不那么饱，也减少了饭后的不适。它也是热量的丰富来源。其他父母发现它有助于确保孩子在一天的早些时候吃得足够，于是随后的进食可以更灵活。有时，一些简单的物件如加热垫、热水瓶或柔和的颈部按摩及其他舒缓活动，都能够有所帮助，因为这真的不是会产生不适的躯体问题（尽管孩子似乎这样认为），更多的是他对进食感到的情感不适，以及对体重增加而感到的焦虑，这也正是他抱怨的根源。

我们经常用“爬沙丘”来比喻一个人如何必须进行这种再喂养的努力。爬沙丘时，你不得不持续往上爬，否则松软的沙土会让你滑下来。如果你继续以足够快的速度上坡，你会发现你可以继续努力，朝着你的目的地前进。然而，如果你停下来休息，你就会开始下滑，可能会发现自己又回到了起点。只有当你到达了山顶你才能休息。

帮助神经性厌食或回避 / 限制型进食障碍的孩子拓展食物选择

除了规范进食时间并帮助孩子吃得更多外，重要的是帮助孩子拓展他要吃的食物的种类。患有进食障碍的儿童通常会列出一份他们觉得吃起来很舒服的特定食物清单。通常是些极低热量、无脂或低脂、低能量密度的食物。或者，正如神经性贪食和暴食障碍患者一样，他们有自己渴求的食物（通常是糖果、淀粉类食品、面包），但是他们只允许自己吃很小的量——直到一次暴食发作。在这两种情况下，孩子都有一些方式来进一步展现他们在食物选择上的先占观念，包括计算热量、脂肪克数、称重和计量食物来划界，要求由他们自己（有时是和别人一起）来准备所有食物，有时使用特定的炊具、盘子、碗或餐具。

你必须决定是否要把这一系列的行为作为一个大问题来处理——在这种情况下，你可能只是决定孩子应该吃什么和怎么吃——就像你在他小时候做的那样。这意味着你不允许计算热量（或者至少所吃的东西不是以特定热量为基础的）；你会坚持让孩子吃脂肪类食物，并要求吃各种各样的食物。你看，除非受到挑战，这些行为中的每一个都会促进进食障碍思维模式的持续。计算热量值意味着设定一个恒定的标准（“减肥中的”青少年希望的标准总是较低的）来评估进食。同样的道理也用于脂肪含量，以及测量和称重的部分。换句话说，这种对食物测量的痴迷强化了对食物的歪曲思维。一般来说，所有的食物规则都是如此。进食障碍患者设定的这些规则最初似乎是为了防止自己吃得太多和体重增加，但这些规则最终适得其反，成为一个妨碍正常进食的规则牢笼。所以，当你挑战这些规则的时候，你是在挑战那些障碍背后的对于食物的思维歪曲。

可以说，全面打击这种思维歪曲是最好的解决办法，也是许多住院和居住式再喂养项目的基础。然而，你可能会像许多父母一样，想要采取一种更循序渐进的方式来改变这些行为。因此对于神经性厌食或回避 / 限制型进食障碍患者，一开始你可能会在进食有所改善且体重增量合适的基础上，允许孩子保留一些进食的规则。如果你采用这种方法，在初期你可能会较少体验到孩子对于进食的阻抗，但必定时间会拖得更长。

Gia 的父母决定让她每周吃一种新食物。她进食的量将是她体重继续增加所必需的量，但除此之外，她可以选择一种新的食物加到她的饮食中——通常是她有些纠结但过去很喜欢的食物。在 Gia 的例子中，首先添加的食物是奶酪。她一向喜欢奶酪，但因为害怕奶酪中所含有的脂肪，在过去 6 个月中她完全不愿意吃它。Gia 的父母让她自己选择先开始吃哪种奶酪，但是她必须选择一个。Gia 选择了帕玛森奶酪。她感到这样更舒服些，因为它是粉碎的，因此看起来不那么有威胁性（或让人发胖）。她只在沙拉上洒一点奶酪，但她试过了。同样地，这个过程开始是缓慢的，但她逐渐习惯了吃帕玛森奶酪，也更愿意尝试其他奶酪。

另一个挑战，也涉及乳制品，而且经常出现，就是饮用全脂牛奶。大多数营养不良的青少年拒绝喝全脂牛奶。“脂肪太多了。”他们说。但是脂肪是他们中很多人需要的，所以让他们从喝脱脂牛奶转向喝全脂牛奶（即使只是一段时间）可以提供重要的营养来源。“选择你的战斗”是我们通常给父母的关于食物选择的建议。不要争论生菜叶子。争论一些重要的东西——带奶油酱的宽面条、牛排和土豆泥。如果孩子的饮食中已经含有足够的钙和脂肪，那么全脂牛奶可能不再需要为之争论。Dora 的父母认为这值得战斗，他们根本就不买脱脂或低脂牛奶。这是一个家庭的转变（这只是暂时的，直到 Dora 的营养状况更好）。起初 Dora 很犹豫，但当她的父母温柔但坚定地催促她时，她让步了。一开始她只用一点牛奶泡麦片粥，然后半杯牛奶配小点心，但最后，Dora 内心的一部分知道她需要喝牛奶来获得好转，她开始屈服了，实际上，她慢慢同意这是一个很好的主意，至少在她恢复健康体重之前是这样。

帮助孩子适当锻炼

锻炼是一件美妙的事。然而，在那些进食障碍患者的头脑中，它可以变成表达大量病理性问题的机会。对于神经性厌食患者来说，运动是一种有效的减轻体重、防止体重增加的方式。对于神经性贪食患者来说，运动有时被用作为一种清除的方式，从而确保摄入的热量与在跑步机或自行车上消耗的热量相平衡。

要知道如何以及何时给予和运动相关的干预常常是非常具有挑战性的。当然，如果孩子患有神经性厌食并且体重不足，一般来说应该禁止运动。这意味着要给学校请假条（有时也需要医生开具的病假单）以免除孩子的体育课。有时这意味着要监控室内锻炼

（仰卧起坐、平板支撑等）。同样，你的参与是为了促进孩子的身体健康，而不是让他继续恶化。所以，只要孩子进食正常，没有健康危险，允许锻炼通常是一个好主意，再次声明，锻炼必须适度。然而，就像进食一样，你可能一开始不得不对重新允许运动小心翼翼，因为孩子很容易得意忘形。因此，制订一个周密的计划是有帮助的。例如，你可以从允许每天运动 15 分钟开始，如果体重继续改善，可以增加到 30 分钟，这应该保持下去，直到疾病的所有征象消失。在某些情况下，允许早一点进行锻炼是有帮助的。一些父母发现这有助于改善食欲，促进合作，增强康复动机。我们认为这种方法确实是有帮助的，但前提是你和医疗专业人员对此感到满意。实际上，这通常意味着孩子在进食和体重方面一直在进步。

对于神经性贪食和暴食障碍患者来说，与进食太多或暴饮暴食无关的适当运动有助于减少挫败感，增加对不采取清除行为的耐受性。通常情况下，孩子可能会用清除行为来代替锻炼，因为锻炼更费力、费时。帮助患有神经性贪食的孩子发展出一种合理的、结构化的锻炼方式，就像安排膳食一样，可以抵消这种感觉。有时可以参加健身俱乐部或结构化的锻炼项目（跆拳道、空手道等），在这些运动中瘦并不是优点（有些舞蹈课程，苗条的外表似乎很重要，但这可能适得其反）。你可以帮助孩子找到一个可以一起锻炼的朋友，这样他就更有可能坚持下去。根据你和孩子的关系，你甚至可以作为孩子的锻炼伙伴。不管怎样，鼓励这种保持健康体重和健康体魄的方式对神经性贪食患者是非常有益的。

帮助孩子防止暴食和清除行为

除了我们已经说过的关于正常进食的一切，当孩子的问题包括暴食和清除行为时，你需要防止其发生。以暴食情况为例，你主要负责家里可以有什么食物以及何时可以吃这些食物。因此，这将非常有助于你更多地了解什么食物可能导致孩子的暴食。这些食物因人而异，但从橱柜里少了什么，你可以明显发现孩子可能暴食的是什么。常见的例子是麦片（以盒计）、冰激凌［以半加仑（1 加仑≈ 4.55 升）计］，以及整包饼干、薯片、奶酪和一整罐花生酱。一般规律是，用于暴食的通常是高热量、高脂肪的食物，往往是甜食——这些食物是节食者努力严格限制的，因此它们也代表着一种放纵。

一个十几岁的孩子说，他的妈妈常规地在周日烤蛋糕当甜点。四口之家的每个成员都分得一块后，还剩下一半的蛋糕。每周日晚上他总是可以得到这个蛋糕作为用于暴食的合意美食。另一名儿童报告说，从批发食品市场购买并储存在食品储藏室和冰箱里的大袋薯片和冰激凌是暴食的食物来源。有时你会烘焙蛋糕，或者你有大量购买食物以节省开支的习惯，这是完全可以理解的。然而，在孩子更好地控制暴食行为之前，你可能需要改变类似的烹饪和购物方式。可能你提供食物的其他方式也给暴食机会，那么你暂时也要减少这些方式。

除了提供诱人的食物外，因为你没有出现以防止暴食，你可能在不知不觉中支持了它。许多暴食者只会在私下里这么做，因为他们对这种行为感到羞耻。因此许多暴食的青少年会推测出何时周围没有人，或何时他们的行为不会被发现。通常每天都有几个这样的时刻。一个是放学后下午三点和六点之间，其他时间是深夜或凌晨。这些时间也很好地契合了神经性贪食通常伴随的扭曲的进食模式，因为长时间的“限制”——如整天或整夜——会增加饥饿感和被剥夺感，从而导致在暴食期间的过度进食行为。所以非常重要的是，你需要意识到孩子最有可能暴食的时间，并做些努力在这些时间在场以帮助预防该行为的发生。

对于神经性贪食患者来说，大部分的清除行为都是在吃了很多食物之后发生的，伴随着内疚、羞耻感、对过度进食的焦虑和对体重增加的恐惧。清除，像暴食一样，通常是一种隐秘行为。因为只有在进食后不久（通常在30分钟内）排空尚未消化的食物（在一定程度上是这样），清除行为才有效，这是相当可预测的行为。所以，如果你知道孩子什么时候吃了东西，或者特别当他暴食时，你就能知道他什么时候想要清除。因此，就像暴食障碍一样，知道可能会发生清除的时间可能会帮助你知道什么时候应该注意，并采取措施预防它。

知道孩子在哪里清除也是有帮助的。这并不总是那么简单。当然，大多数人会吐在马桶里，但也有很多人会吐在淋浴房、垃圾袋或灌木丛中。清除通常按照特定的规则——且只在这些条件下才可以完成。例如，有些人只能在家里进行，有些人只有在没人在场的时候进行，还有一些人规定了不能进行清除行为的地方，如在学校或教堂。一旦了解了这些条件，就更容易防止它们被满足，从而不允许有机会进行清除。如果你的孩子只在家里清除（这在疾病的早期阶段并不罕见），你就有了优势，因为你只要监控一个特定的有限的环境。尽管如此，条件是可以改变的，所以，重要的是要及时了解清除场所的任何变化，因为任何变化都会打开一个潜在的漏洞，使这种行为继续下去。

了解孩子如何进行清除也是很重要的。大多数情况下，这仅仅是把手指伸进喉咙，刺激呕吐反射。然而，有时这是无效的，就会用到其他工具，如勺子、牙刷、指甲锉等。一些青少年得知吐根糖浆可用于中毒后的催呕。然而，如果经常用它来催吐，会导致心脏病甚至死亡。随着时间的推移，一些人学会在没有任何直接刺激下呕吐。这意味着任何时候呕吐都可以非常秘密地发生，发现和阻止该行为就更难了。尽管如此，了解孩子清除的方法将有助于你进行干预，因为你可以寻找清除活动持续存在的迹象（例如，指甲破损、由于牙齿刮伤导致的手背划痕）。如果孩子用的是吐根糖浆，你必须把这种物质从家里拿走，或者把它锁起来，因为它会带来危险。

记住，如果孩子认为自己吃得太多了，他就会觉得有必要去清除（从这个意义上说，她对自己的愿望几乎没有选择余地）。而且，如果清除了，他会感到非常轻松。因此，清除行为具有强化性，即使这是可耻的，有时甚至是痛苦的。你的工作是帮助他忍受不清除的不适，同时提供其他积极强化来代替清除，如专注于某事、分散注意力，或找机会去做其他积极的事情。为了提供这些选择，你需要和你的孩子谈谈他认为哪些是有帮助的。一些父母发现，玩电子游戏、看电影、散步或购物有助于防止暴食期间的清除行为。

滥用泻药是一些青少年试图清除食物的另一种常见方式。正如我们在第 4 章提到的，服用泻药是一种非常危险的方法，而且是非常无效的。长期使用泻药会导致各种医疗问题，包括严重的腹痛、腹胀和肠道塑性变形。为了有效，就必须增加剂量，这在某些情况下可能导致中毒。许多使用泻药的人表示，他们希望感觉到“清空”以及使“胃部变平”，而不仅仅是去除食物。从心理上来说，排空肠道也让人感觉轻松。为了帮助孩子停止使用泻药，需要记住几件事。某些泻药可以在血液或粪便样本中检测到，儿科医生可以对这些进行检测，以帮助你了解孩子是否在你不知道的情况下使用了这些药物。

此外，如果经常使用泻药可能会很费钱，所以如果你的孩子有充足的现金，你应该监控支出，以确保它不是被用来购买泻药。然而，许多青少年也会因为费用问题偷窃泻药。贪食患者在入店行窃泻药时被抓到并不罕见。

清除也可以采取极端运动的形式。在暴食后，你的孩子可能会尝试估算他所摄入的热量值，并尝试在跑步机上或通过其他剧烈的活动“跑掉它”。运动清除这种模式似乎并不像服用泻药或呕吐那么有害，但由于运动带来的身体负荷、对“没有消耗掉所有热量”的焦虑，以及运动所耗费的时间，试图通过运动来抵消暴食的影响需要付出巨大的代价。在这种情况下，你的角色是帮助孩子把运动作为一种常规的健康活动，而不是用于控制体重，特别是不能用于抵消由过度节食所致的异常暴食。

不要和你的孩子争论与进食或体重相关的话题

父母面临的最常见的问题之一，就是进食障碍孩子的歪曲思维，也许你也会碰到。你可能认为你应该能够让孩子“明白道理”“通情达理”或“恍然大悟”，或者他“会克服它”。一开始，这种情况并不经常发生（如果有的话）。相反，你常常会陷入各种各样的辩论和斗争中，这些辩论和斗争从头到尾都是不合逻辑的，但从某些人的角度来看不是这样的，他们对食物、体重、体型的过度关注、不现实的投射以及焦虑歪曲了他们的思维。我们在第 5 章中详细讨论过这种思维。然而，当你在实际面对神经性厌食或神经性贪食时，这种想法可能导致的问题不再是抽象的，它们非常具体，而且我们并不总是清楚该怎么办。你将面临的困难包括强迫性称重、购买食物、购买衣服、朋友的影响，以及媒体和时尚的影响。

不要允许强迫性称重

不断称重是许多进食障碍患者的常见问题。它具有强迫的性质，以致随着时间推移，称重就变成了一种方式，用于决定一个人的情绪状态（感觉好或坏）、自我价值（成功或失败）和吸引力（讨人喜欢或不讨人喜欢）。当然，一个人的体重并不能真正定义这些属性，但随着时间的推移，这些属性与体重之间的联系使它看起来就是如此。此外，非常频繁称重具有欺骗性和不准确性。太多的其他因素（穿着什么、何时吃过东西、一天中称重的时间点、最近的活动、最近的液体摄入）都可以使体重改变 1 ～ 3 磅。你会注意到孩子可能因为体重低了而暂时放心了，几小时后却因为体重“高了”而崩溃。你知道他的体重并没有本质的变化，但孩子并不这样觉得。与此同时，重要的是规律地隔一段时间进行称重，这样每个人都可知道情况进展得怎样。由于所有这些原因，我们建议在治疗期间每周只进行 1 ～ 2 次称重。这可能意味着要扔掉浴室的体重秤（或者把它藏起来）。如果你与专业人员就何时以及由谁来称重达成一致意见，这也是很有用的。孩子的体重在儿科医生的办公室里上升，在营养师的办公室里下降，在治疗师的办公室里保持不变，这些都没有任何帮助。太多的称量只会让每个人都困惑。

确定何时带孩子去杂货店购物是个好主意

当孩子有进食障碍时，购买食物可能是一个非常困难的提议。会有很多你应该遵循的规则，而这些规则往往会有很多变化。一些父母选择带着自己的孩子购物，帮助他们买一些他们同意吃的食物。根据我们的经验，这通常适得其反。如果孩子患有神经性厌食，他在杂货店的过道里徘徊寻找可以接受的食物（但几乎找不到什么），如果他患有神经性贪食或暴食障碍，则会感到内疚和诱惑。因此，在治疗初期，虽然了解孩子的好恶是件好事，但独自购物往往更好。之后，一旦开始康复，让孩子参与这些活动是很有用的，因为它能让你和孩子看到取得的进步，包括在面对事物的舒适度以及在食物选择的灵活性方面的改善。

推迟购买衣服，直到症状减轻

购买衣服是青少年的另一项常见活动，在治疗的早期阶段最好也要限制。通常，体重、衣服尺码会被作为情感和社会价值的“标记”。受进食障碍的影响，孩子以 0 码为傲，就像以 20 码为耻一样都是扭曲的。总的来说，因为患神经性厌食的青少年的尺码会逐渐增大，所以等到体重完全（或接近）恢复后再买衣服是合理的。对于神经性贪食患者来说，问题往往在于治疗早期尺码有时增大有时缩小，在这种情况下最好还是等待。

你可能无法避免的一次购物之旅是为舞会准备一套特别的服装，尤其是为女孩子准备的一件连衣裙。这样的服装和场合经常引起每个人的焦虑。一定要评估自己在这个过程中的投资，因为时尚和外表影响着所有人。尽量避免穿太贴身的衣服，不管它有多时髦，因为它们往往会突出你的孩子非常担心的许多特点，无论好坏。

允许有支持作用的友谊

父母经常担心一个患有进食障碍的朋友是否会对他们的孩子的进步产生负面影响。这个问题没有简单的答案，因为这在很大程度上取决于那个朋友和孩子自己。很多青少年都有进食障碍，所以你可能无法避免这种情况。然而，如果你孩子的朋友没有得到治疗，而且似乎也在鼓励孩子紊乱的进食行为，那么至少在治疗的早期阶段尽可能地限制这种友谊是明智的。这是一个微妙的问题，因为对青少年而言朋友是非常重要的。如果你觉得绝对有必要限制与某个特定朋友的接触，那么请说清楚你的理由，以及你会在孩子持续进步时重新评估情况图。当然，与孩子的治疗师讨论这个重要的问题以获得进一步的指导是很重要的。

限制媒体关于体重的价值观的影响

家庭之外的许多影响会影响孩子对自己的看法。其中一些影响是普遍的，以某种方式影响着我们所有人（例如，媒体、时尚和文化）；还有一些是青少年世界特有的（青少年同伴群体和价值观）；还有一些是进食障碍世界特有的（支持进食障碍的网站）。由于这些外部因素妨碍了孩子从进食障碍中彻底康复，你怎样才能限制这些外部因素的负面影响呢？

青少年特别容易受到媒体的影响。他们仍在发展自我意识，并在寻求外界对他们正在形成的身份的确认。具有讽刺意味的是，在某种意义上，青少年往往寻求遵循一套由媒体定义的规范，而不是寻找自己的位置。这种随大流的决定与“融入”同龄人群体的需要有关。融入同伴群体很重要的原因有几个。首先，作为社会性动物，人类自然会寻找他人。在青少年时期，家庭之外的关系构成了社会学习（包括约会）发生的媒介。因此，青少年在同龄人群体中投入很多。他们想要被喜欢，对其而言这有着非常简单而具体的含义：苗条（或更苗条）将会使他们更可爱。很容易理解为什么青少年会这样看待事物——这种看法有一定的真实性。然而，他们往往没有意识到，这并不是被估值的唯一依据。有些人更被喜欢是因为他风趣、聪明或善良。此外，青少年仍在发展自己的观点。他们求助于媒体及其各种产品来帮助他们看到他们小世界之外的东西。不幸的是，大众媒体总体上并没有提供一个真实的视角，而是一个高度扭曲的视角，在这个视角中，美丽和吸引力定义了成功、幸福和成就。

作为一名父母，你有责任帮助孩子重新树立其他的价值观。当与进食障碍的青少年交谈时，我们有时会要求他们将体重或身材相比于其他属性和关注点的相对重要性进行排序。与他们的智力、个性、朋友、家庭甚至宗教信仰相比，那些进食障碍患者往往过分重视自己的体重和身材。当然，对于健康和吸引力而言体重是很重要的，但当它是如此的重要，以致大大超过所有其他重要的品质和关系时，这就成为一个问题。孩子更加难以看到其他类型的价值，特别是在视觉媒体上。媒体不会重视这些其他的因素——不说别的，它们本身很难用图片的形式展示——即使它们可以，这些东西也不会“畅销”，因为不幸的是，它们不像美丽那样被看作是“稀有”或“特别”的。

作为青少年的父母，你的处境很困难。你是一个成年人，因此你和青少年的世界是“没有接触”的，或看似如此。如果你直接质疑时尚方面的细节（紧身裤、破洞牛仔裤、弹力紧身衣等），你很可能会被驳回。因此，用探寻的态度而不是批判的态度来处理问题是很重要的。这意味着，如果你想帮助孩子想想名人圈外的那些英雄，重要的是要试着了解他们所持的其他价值观，你可以利用这些价值观来鼓励他。例如，如果孩子重视学术或运动方面的成就，就价值而言，这些可以作为躯体美的替代选择。通过识别那些可平衡身体吸引力的社会价值观和其他自尊及自我价值感的来源，如志愿者、家教、保护计划、宗教和教会组织，也经常可以挖掘出许多青少年的利他主义情绪。

父母需要对孩子过分关注外表和吸引力做出反应，这并非只是进食障碍患者的父母要做的。然而，你有一个特别的任务，因为孩子已经因为想要有令人羡慕的理想外表而出现了最糟糕的问题，你的任务是监控和限制这种价值观进一步升级，同时识别出替代资源，并支持孩子转向它们以发展自尊和自我价值感。

有时候，传播健康问题的媒体比宣传时尚和名人的媒体更有问题。在某种程度上，这是因为很难将追求健康视为有问题的价值观。问题在于健康的定义方式。例如，经常强调素食主义、低脂 / 脱脂食品、节食和某些强化锻炼方案。在一个进食障碍患者的手中（和头脑中），这些东西的价值被夸大到超出了合理的范畴。我们强调，在追求健康的过程中，这些选择中的大多数会带来好的结果，但当人们希望这些选择是为了节食或保持极低的体重时，结果却并非如此。

目前侵害进食障碍青少年健康的最阴险的力量之一是支持进食障碍的网站。这些网站被巧妙地贴上了标签从而具有误导性，它们提供聊天群、信息和策略，以鼓励青少年发展出进食障碍、拒绝干预、反对父母参与治疗。没有简单的解决办法。言论自由是受保障的。然而，作为父母，你仍然有一些选择。这可能看起来很严厉，但在孩子接受治疗的这段时间，可能有必要断开他的平板电脑、笔记本电脑和智能手机与互联网的连接，或者只允许在非常密切的监督下使用。你可以学习一些用于探测青少年网络使用情况的技术——追踪“插件”——但通常情况下，孩子可能比你更了解数字媒体。尽管如此，这些网站的危害性如此之大，所以建议采用任何可用的手段坚决反对孩子访问它们。当然，孩子也许能从其他地方（如学校、图书馆或朋友）访问这些网站，但他的时间会更有限。

知道何时开始后退

虽然现在很难想象，但总有一天你需要考虑如何从日常管理孩子的进食障碍症状和行为中抽身出来。事实上，这是你一开始就参与其中的最终目标。当孩子达到或非常接近正常体重，当他遵照合理的时间表吃合理的量，当他不再强迫性运动，当他不再暴食或清除，当他在总体上更像以前的自己，你会知道你正在接近那个点。如果你的女儿已经闭经，月经的恢复也是身体健康的一个很好的指标。

在你为解决这个问题苦苦挣扎之后，你很难放手。看到你珍爱的人的生命偏向一个危险的方向是一种可怕的体验。对儿童癌症幸存者的研究表明，那些经历过化疗、放疗和手术的孩子，在后来的某个时刻，并没有特别关注这些事件。然而，他们的父母仍然对孩子长久以前的经历有许多担心、侵入性的想法、噩梦和持续的焦虑。所以要记住，即便你仍感觉不放心，但孩子可能正继续前进并感觉脱离了危险（甚至这可能是正确的）。

关于开始把控制权交还给孩子这件事，我们经常使用这样的类比：在一次交通违规后，你如何让孩子再次开车。你可以从只允许他开车往返学校开始，然后允许他在周末白天开车，以此类推，直到获得了所有的权力。关于进食，你可以从允许孩子在不被监控下吃点心开始，然后是午餐等，直到你有信心在没有监督的情况下他们也会吃得很好。这可能需要几个月的时间才能完全完成。通常，到这个时候，你会感到更舒服，知道应该留心什么，以及在出现问题时如何提供帮助。

不过，我们强烈建议你在孩子开始康复的时候，尽可能多地允许孩子参与其他社交活动。我们建议你这样做——部分是因为投入社交可以允许更正常的发展——同时也保证了进食的发生。这可能意味着在刚开始的时候，你必须安排餐后或餐前活动。尽管如此，通过鼓励这些活动，你将能够帮助孩子看到你只控制她的进食行为，而不干涉其他与年龄相适应的活动。这样的方法也可以帮助孩子容忍你在进食方面的介入。

我们想说的是，治疗进食障碍的最终目标是让生活替代关于食物、体重的强迫性行为和思维。对青少年来说，这意味着重返校园，接受向他的朋友们解释去了哪里这个挑战，慢慢融入一个更正常的青少年社会生活。重返校园是一个令人担忧的问题，因为对于许多进食障碍患者来说，他们通常需要自己有高水平表现。因为他们生病了，他们觉得自己落后了，准备不足，也许永远也达不到自己的期望。帮助一个孩子回到学校，在某种程度上需要接受这样一个观点，即其中的一些担忧是可以接受的。这个想法传达的意思是“即使你在高二时没有上 5 门 AP（大学预修课程）课程，你仍然可以成为一名好学生，迎头赶上，并取得成功”。这需要多一点的圆滑或判断力来决定透露多少关于孩子辍学原因的信息。大多数青少年只是说他们有“心脏问题”或“胃的问题”或类似的问题。其他人，如 Cindy，决定通过她的经验来帮助别人。他们成为同伴的健康帮手，试图帮助其他有进食问题的人。

你可能会发现你需要比预想的更积极地鼓励孩子，以此来帮助他回到正轨。有时候，你甚至需要带头安排他与朋友见面，鼓励他参加学校的活动。许多进食障碍孩子都有一定程度的社交焦虑。即使紊乱的进食行为和思维已经减弱，这一问题可能也需要解决。治疗这些问题，以及其他精神科的问题，如抑郁症、强迫症等，可能需要单独的药物治疗、心理治疗或两者兼而有之。

照顾好你自己

当读到本章的时候，你可能很清楚，帮助孩子将需要做很多工作。所以当你在做这项重要的工作时，尽可能照顾好自己是很重要的。如果你不能继续支持孩子，他将失去最重要的能帮他与进食障碍作斗争的人。要照顾好自己，你必须认识到你需要更多的休息、有规律的运动和良好的营养。当你需要休息的时候，你也应该计划好和你的配偶以及其他家庭成员一起分担压力。如果你发现自己情绪抑郁或过度焦虑，可以考虑寻求额外的个体治疗以获得支持。根据我们的经验，父母寻求这样的支持并不是什么不寻常的事情。你也可以通过家人、朋友或精神团体来寻求支持。利用自己的支持系统对你和孩子都有帮助。

然而，在所有这些工作的最后，你会非常满意于你帮助孩子解决了一个危及生命的问题。正如我们之前所说，尽管我们不能保证结果，但你有充分的理由对有好的结果保持乐观。

延伸阅读

[1] C. Dare, I. Eisler. Family Therapy for Anorexia Nervosa, in D. M. Garner and P. E. Garfinkel, Editors, Handbook of Treatment for Eating Disorders, Second Edition, 1997. New York: Guilford Press, pp. 307–324.

[2] C. Dare, I. Eisler, G. Russell, et al. Family Therapy for Anorexia Nervosa: Implications from the Results of a Controlled Trial of Family and Individual Therapy, Journal of Marital and Family Therapy, 1990, 16, 39–57.

[3] I. Eisler, D. Le Grange, E. Asen. Family Interventions, in J. Treasure, U. Schmidt, and E. van Furth, Editors, Handbook of Eating Disorders, 2003. Chichester, UK: Wiley, pp. 291–310.

[4] T. Krautter, J. Lock. Is Manualized Family-Based Treatment for Adolescent Anorexia Nervosa Acceptable to Patients?: Patient Satisfaction at End of Treatment, Journal of Family Therapy, 2004, 26, 65–81.

[5] D. Le Grange, J. Lock. Bulimia Nervosa in Adolescents: Treatment, Eating Pathology, and Comorbidity, South African Psychiatry Review, 2002, 5, 19–22.

[6] D. Le Grange, J. Lock. Treating Bulimia in Adolescents: A Family-Based Approach, 2007. New York: Guilford Press.

[7] D. Le Grange, J. Lock, M. Dymek. Family-Based Therapy for Adolescents with Bulimia Nervosa, American Journal of Psychotherapy, 2003, 67, 237–251.

[8] D. Le Grange, K. L. Loeb, S. Van Orman, et al. Bulimia Nervosa in Adolescents: A Disorder in Evolution?, Archives of Pediatrics and Adolescent Medicine, 2004, 158, 478–482.

[9] J. Lock. Treating Adolescents with Eating Disorders in the Family Context: Empirical and Theoretical Considerations, Child and Adolescent Psychiatric Clinics of North America, 2002, 11, 331–342.

[10] J. Lock, D. Le Grange. Treatment Manual for Anorexia Nervosa: A Family-Based Approach, Second Edition, 2013. New York: Guilford Press.

第 8 章

扮演支持性的角色

参与孩子康复的其他方式

在第 7 章中，我们重点讨论了通过 FBT 直接改变紊乱的进食和相关行为的方法。在本章中，我们将说明你如何参与到其他类型的治疗中。本章讨论的治疗方法并没有考虑到 FBT 中使用的原则，它们对父母参与的适应性也不同。在相同形式的治疗中，你被允许和鼓励参与的程度也可能因医生而异。但所有这些治疗都可以以不排斥你的方式进行，显示出对你作为父母角色的尊重和支持，从而教你如何帮助孩子，并明确你可以如何帮助他们。你参与这些其他的治疗和参与家庭治疗一样重要，尽管你在改变行为中的作用通常是更间接的。

在前面的章节中，我们强调父母在支持青少年发展方面的重要性被低估了。越来越清楚的是，父母的参与确实有助于儿童和青少年成功协调自己的生活。所以，不管你是直接还是间接地帮助孩子，你的参与都可能对孩子的康复有很大的贡献。

扮演支持性角色的原则

接下来，我们将讨论你如何参与强化治疗（如住院治疗、居住式治疗和日间医院治疗）以及门诊心理治疗，尤其是个体心理治疗。你参与这些治疗方式中的任何一种，具体情况都会有所不同，但有一些适用于所有这些治疗方式的一般原则。

就即将尝试的治疗方式达成一致

正如我们从一开始就强调的，帮助孩子康复的最大障碍之一就是父母之间在如何帮助孩子上的分歧。如何处理这些困难将在第9章详细介绍。然而，即使在你们第一次预约之前，也要试着集思广益，看看你们是否能确定分歧在哪里，并找出对孩子和家人最有意义的治疗方法。

请参阅第6章，了解目前关于每种治疗方法有效性的数据。如果在第6章中你没有找到自己正在考虑的治疗方式，可以问问转介的医生为什么认为这类型的治疗会有帮助，相比于近年来那些经过可靠的研究，被证实非常有效的疗法，为什么它可能是一个更好的选择。如果医生的答案并不让你感到满意，并且该治疗方法也不属于第6章中所讨论的任何一种类别，你可以相当肯定地认为没有理由期望它可有效改善你孩子的症状，这意味着在这上面浪费时间会不必要地危及孩子的健康。可以要求另一个转诊，如果你没有得到，请参见本书**资源**部分，想办法获得其他更有帮助的资源。

当我们建议你们就尝试哪种方法达成一致时，意思是你们应该只包括你和孩子的其他父母或监护人。不要让孩子成为这个决定的一部分。在采取什么措施来消除进食障碍上给孩子太多决定权只会适得其反，因为在他们开始康复之前，当你和他们讨论相关问题时，最终你听到的更多是来自进食障碍而不是你的子女。这并不意味着你不能征求孩子的意见，但作为父母，决定权仍在你手中。通过阅读本书，就如何帮助患进食障碍的孩子，你可以让自己准备好去做决定。孩子可能对需要什么治疗有自己的意见和强烈的感受，但正如你现在知道的，许多有进食障碍的青少年并没有很强的动机去康复。最终，将由你来评估治疗的选项并做出最佳的选择。

尽你所能地了解你选择的任何治疗

本书中我们提供了针对进食障碍的各种治疗方法，但对其范围和细节的介绍是有限的。因此，当你更详细地考虑不同的选项时，你应该寻找额外的资源和信息。第6章包含了截至此书出版时关于研究证据的信息，但是正在进行的研究数据总是在积累中，所以你可能也想要及时了解在此期间发表的结果。本书的**资源**部分将为你提供查阅这些类型信息的来源。孩子的儿科医生也可以告诉你在哪里可以找到最新研究的可靠来源，如果你已经和治疗师一起工作，他可能会给你提供各种治疗方法的宣传册。

从一开始就分享你对孩子及其治疗的观点

正如我们所说的，任何给孩子提供治疗的人都会要求你描述孩子的发展过程，也要你给出对孩子当前行为和症状的观察。然而，你也应该利用这个机会尽可能多地分享你认为是什么导致了问题和冲突，也说说孩子和家庭作为整体可调动的力量和能力。提供这些信息，并与你的治疗师分享你的观点，会让你们建立一种从一开始就合作的关系。如果你在继续合作中遇到困难，第 10 章有提高团队合作能力的方法。

与提供治疗的心理治疗师和内科医生保持密切联系

有时父母会觉得一旦有专业人员参与，他们的责任就结束了。另一些父母觉得他们不能或者不应该问治疗师问题或者得到关于他们孩子状况的反馈。这两种观点都是不正确的。虽然在某些领域，青少年和他的个体治疗师之间的保密性应该也必须得到尊重（性行为、亲密的感受、社交活动），但你仍然需要参与其中。为什么会发展出进食障碍，目前症状是如何被表达的，以及你和家人是如何被孩子正在进行的斗争所影响，不管什么治疗取向，你对这些问题的观点都可以是定期与医生讨论的合适话题。

决定你将如何评估进展

在治疗开始的时候询问治疗师一件事是很有帮助的，那就是关于症状改善方面的预期以及需要的时间。通过这种方式，每个人就会有一个约定的参照，虽然并非一成不变，但它可能会帮助每个人看到康复的轨迹。如果你也同意何时及怎样得到最新的进展情况，你就能在很大程度上确保孩子在这个时候得到了所需的治疗。你、治疗师和孩子应该就这一点进行协商，让你在合理的时间间隔内评估事情的进展。例如，如果不确定患有神经性厌食的青少年孩子的体重是否增加，你就很难评估孩子的进步。另外，如果孩子有清除行为，但是秘密进行的，你可能不知道他什么时候做得更好，什么时候做得更糟。

建立一个后备计划

虽然我们看到父母犯的最大的错误之一是不断改变治疗师和治疗方法，但我们仍然认为，你应该对选择保持开放的态度，以防你采取的方法不适合孩子。没有一种治疗方法会对每个人都是100%有效的，所以最好准备一个替代方案，以防进展不是像你、孩子和治疗师所希望的那样。有一个后备计划并不等于要削弱当前的治疗方案，而是一种确保你不会陷入没有其他选择的困境——因为，正如我们在本书中多次提到的，这些问题持续的时间越长，就越难以改变。为了制订一个后备计划，作为父母，与你的治疗师和内科医生一起合作，看看一旦进展完全停滞，下一步最好做什么。第6章描述的治疗方法应该为你评估你的选择提供了一个良好的开端。

让你的孩子接受治疗

虽然你在大多数形式的个体治疗中所起的作用是有限的，但它仍然是非常重要的，部分原因是孩子最初治疗进食问题的动机是很弱的。所以可以预料到你需要鼓励、支持，甚至坚持让你的青少年孩子参加治疗会谈。这可能意味着你必须和孩子的学校合作，给他请假不去上课，这样他才能参加治疗，因为通常情况下，不可能所有的治疗都在课余时间进行。这个问题可能会引发孩子的另一种争斗，他可能不想错过上课或和朋友在一起的时间。此外，你可能会被要求参加一些治疗会谈。这些会谈的内容将会有所不同，取决于孩子正在接受的治疗的类型。无论如何，把参加这些治疗会谈作为优先考虑事项。你的参与有助于传递这样一个信息，那就是，你支持治疗，即使你不是主要参与者。

当不由你掌管时应该如何参与治疗

纵观本书，我们一直在讲被排除在孩子的治疗之外是多么的糟糕，无论你只是被晾在一边还是被直接告知别插手。当你猝不及防的时候尤其困难。如果你不知道如何能够参与，你会觉得自己无力在孩子的康复中做些什么。本章剩下的部分将会告诉你一些具体的方法，让你可以继续参与各种形式的治疗。尽管住院治疗既不是最常见的也不是被研究得最多的治疗设置，但它却是个很好的范例，告诉父母当他们不像在 FBT 中那样掌管治疗时，应该如何去参与。所以我们从这里开始。

在强化治疗（住院治疗、居住式治疗及日间医院治疗）中，你的角色是什么?

不幸的是，许多有进食障碍的儿童需要在某种机构设置中接受强化治疗。根据这些治疗的目标，住院治疗的时间可以短到几天或者长到 12 周。当住院治疗纯粹用于稳定青少年的急性医学问题时，如当患者需要补水时，住院时间可能只有几天，可能住在儿科病房而不是进食障碍病房。当住院治疗的主要目标是恢复体重，给那些体重减轻至有生命危险的难治性患者一个真正康复的机会时，住院治疗可能持续 10 ～ 12 周。然而，对于一些治疗项目来说，主要的治疗目标是停止快速的体重减轻，启动体重恢复的进程。在这种情况下，治疗时间可能只有 10 ～ 14 天，而不是几个星期。

在了解这些信息后，你应该要确保住院的建议是在恰当的时间，根据正确的理由给出的。我们经常会遇到这样的父母：当他们在决策过程中没有被考虑到的时候，他们对于让其孩子住院会感到有压力。具体地说，关于采取这一特定行动方案的必要性、住院目标、预期住院时间以及为什么不考虑门诊治疗，他们没有得到充分的解释。也有反过来的情况，由于压力在孩子需要住院的时候却没让孩子住院。因为费用问题，孩子一直留在不够充分的门诊治疗中。一些父母通过他们的医生并耗费大量口舌，成功地让他们的保险公司相信住院治疗的迫切需要。然而，这种方法不仅令人沮丧，而且非常耗时，特别是迫切需要住院治疗的时候。当你担心孩子的体重减轻时，最好与孩子的医生讨论你的选择。

不同的治疗团队建议孩子住院治疗进食障碍的标准有所不同，但只是细微的而非实质性的差别。你和孩子的治疗团队在决定孩子是因急性医学问题而住院（如需要几天的补液治疗），还是为了体重恢复而长期住院（几周，正如前面所讨论的）时，通常应该遵循以下大部分准则。美国青少年医学学会和美国儿科学会已经发布了医疗住院的一般准则。具体的准则必须由孩子的儿科医生制定，但一般来说，它们应该类似以下内容。

- 严重营养不良（低于预期体重的 75%）。
- 白天脉搏每分钟低于 50 次，晚上脉搏每分钟低于 46 次。
- 白天体温低于 36.4℃，晚上体温低于 36.0℃。
- 变为直立位（平卧到站立）时，收缩压变化大于 10 mmHg，或脉搏变化大于每分钟 35 次。
- 脉搏不规则或缓慢。
- 电解质异常（通常钾含量低于每升 3.0 mg）。

孩子需要住院几乎总是引起相当大的担忧。父母对住院治疗的恐惧程度和他们的青少年孩子一样。因为孩子不想去医院，并给他们施加压力，他们的不确定性会进一步增加。虽然父母和孩子可能对住院治疗的矛盾性有着不同的理由，但重要的是要记住，住院反映了一场危机，因此常常被体验为创伤性的，当然也是破坏性的。

减少住院治疗不良影响的唯一方法是限制住院时间，但是这个决定可能完全不在你的掌控之中。所以，带孩子去住院治疗并不是一个容易的决定。然而，即使孩子需要更长期的住院治疗，但也有可能让他只住院一小段时间，这可能是你不得不采取的挽救生命的措施。

当你权衡住院治疗和其他治疗方式对你孩子可能产生的效果时，一定要考虑住院后的随访治疗。如果没有适当的随访，通常很难维持孩子住院期间所取得的进步。如果孩子可能去住院的专科医院在你家附近，定期与孩子的医生预约随访可能不会很复杂。然而，如果该机构不在附近，那么是否可以获得其他地方的门诊随访或日间医院治疗？确保孩子的住院治疗与良好的后续治疗相辅相成，这应该是你和住院部医疗团队一同要去做的。在决定住院治疗前，确保团队愿意并且能够以这种方式提供帮助。

然而，最重要的问题还是你是否参与了孩子的住院治疗。当孩子住院治疗时，你被允许在多大程度上以及以何种方式参与治疗，会因治疗团队所采取的治疗取向不同而有所差异，但重要的是，你要充分利用每一个提供给你的机会。这就是地理位置很重要的另一个原因。如果孩子住院的专科医院离你很远，那么日复一日地参与对你来说可能是非常困难的。然而，这种参与将有助于在出院后的随访期间为积极巩固治疗进展打下基础。我们已经提到了一个事实，许多青少年最终又回到了医院，因为他们没能维持住院期间所获得的体重增长，正如 Brenda 的例子所示。

> Brenda 第一次住进一个非常有名的医院时才十二岁，住院部离她家住的地方隔了几个州。Brenda 家所在的州没有这样的设施。她在医院里进展得不错，几周后她出院回家，从而自己“照顾”自己的进食。不幸的是，Brenda 的父母在一旁不知该做什么，并且不相信自己更好的判断，眼看着 Brenda 的体重迅速减轻，他们不得不再次跨越州界。和第一次入院时一样，Brenda 在病房里安顿下来，体重开始增加。她的父母没有被纳入医院的再喂养工作中，关于再次出院后他们可以如何帮助 Brenda，他们也没有得到太多的反馈。和以前一样，在护理人员的鼓励下，Brenda 在进食方面做得很好。几周后，她以健康的体重出院了，她的父母再一次被告知现在“由 Brenda 来照顾自己”。十三岁的 Brenda 努力应付对进食的焦虑，但她的父母还是遵照指示站在一旁。结果，她在回家几周后就减掉了在医院里增加的体重。现在，Brenda 的父母对去住院病房的路非常熟悉。同样的情景又重复了一遍。

显然，每个对 Brenda 的健康感兴趣的人都想阻止这种循环。为了避免同样的陷阱发生在你自己的孩子身上，我们鼓励你在孩子还在住院的时候，尽可能多地从住院治疗团队那里学习。以下是一些可以寻找的机会。

1. **父母教育会议**　这些会议在大多数住院设置中很常见。他们为你提供了一个机会来询问一些关于神经性厌食和神经性贪食的问题，并从专家那里了解更多关于这些疾病的知识，他们也了解关于孩子和他的病情的信息。
2. **观察护理人员和其他专业人员**　如果你去观察有经验的工作人员如何工作，你可能会了解他们为什么以及如何成功地让孩子吃东西并增加体重，而你却还没有做到。你可能会注意到，他们不会争论应该吃什么或者什么时候吃——这些预期是明确设定的。
3. **一个在他住院期间学习如何帮助他进食的机会**　一些项目鼓励父母在吃饭的时

间来到医院，并允许他们看到孩子在吃什么，并让他们自己尝试监督一顿饭。

4. **与营养师的讨论** 在孩子住院期间与营养师会面可能会有帮助。营养师可以帮助你更好地了解多少食物和什么食物类型可能对孩子最有帮助。

5. **父母支持小组和治疗** 许多住院治疗项目都有父母支持小组。这些小组将帮助你看到你的挣扎并不是独一无二的，并且可以有效缓和家庭的孤立感和羞耻感。这些感觉在家庭第一次与患有进食障碍的孩子斗争时是很普遍的。

不幸的是，很多父母主动或被动地被排除在住院治疗项目之外。这可能会导致患者陷入一个循环，住院时体重增加，然后回到家里后体重迅速减轻。最终，患者被“指责”为不愿改变，父母的技能没有得到充分利用，结果是青少年被送到离家或离朋友数百英里远的居住式治疗机构治疗待上几个月。

对于一些进食障碍患者，除了短期住院治疗外，强化日间医院治疗项目可能是长期强化住院治疗的有效替代方案。日间医院治疗有时被推荐给那些完成了强化住院治疗的患者，他们会在出院前“毕业”随后进入该项轻度稍低治疗。有时对于那些尚没有必要住院的患者，日间医院治疗也被视为是合适的。但这就会是一个困难的决定，本质上医生是在告诉你和你的孩子，他病得很重，但没有“足够严重”以致需要全天住在医院里——这是一条很好的分界线。

日间医院治疗是一个很好的替代住院治疗的选择，它可以较少地破坏正常的家庭生活，父母更容易参与治疗。例如，父母可以监督晚上的点心以及周末的所有餐点。如果日间医院治疗能够真正将父母纳入，这会是一个很好的方式，可以让父母和工作人员互相学习，这样当孩子日间治疗结束时，他的父母可以更加自信，他们能够继续帮助孩子，脱离对治疗机构的依赖。

许多住院治疗、居住式治疗以及日间医院治疗的局限性是他们通常不治疗年幼的患者（十四岁以下）或男孩。在某些情况下，无论正确与否，居住式治疗被认为是最后的治疗手段。当一个青少年花了大量的时间在门诊治疗，也可能经历过数次住院治疗，但都无助于改善他的疾病时，我们往往建议居住式治疗。这并不是说这个机构中的每个患者之前的治疗都失败了；对许多患者来说，居住式治疗是他们参与的第一个治疗项目。

但公平地说，通常在大多数医生（或父母）考虑居住式治疗之前，已经探索过数种治疗方案。在许多居住式治疗中心，父母教育和父母支持团体是整体治疗的一部分。然而，由于距离和路途成本的原因，这些项目的范围和规模都是有限的。尽管如此，如果孩子确实需要在居住式治疗机构接受治疗，试着找一个让你尽可能多地参与进来并且在孩子出院回家后仍能为你提供帮助的机构。

在针对进食障碍的一般家庭治疗中，你的角色是什么？

FBT 不关注一般的家庭问题或过程；相反，主要关注的是家庭如何帮助改变神经性厌食、神经性贪食、暴食障碍或 ARFID 的特定症状。与此相反，许多治疗师使用的其他类型的家庭治疗并不直接地、特别地关注你对孩子进食障碍症状的改变及管理。相反，这些类型的家庭治疗试图解决更普遍的家庭问题，因为他们认为这些普遍的问题使进食障碍发生或维持。正如我们在第 6 章和其他地方所指出的，证明这个想法有效的证据非常有限，但是这种类型的家庭治疗很普遍，而且被许多临床医生认为是有效的，所以你可能会在对孩子有帮助的众多选择中遇到它。

在这些家庭治疗类型中，治疗师试图改变各种一般家庭的过程。具体来说，治疗师希望识别和纠正家庭中不适当的联盟、沟通问题、对冲突的回避、对家庭成员的个性化和分离的压抑，尤其是青少年进食障碍患者。当家庭治疗师讨论“不当联盟”时，他们的意思是，从他们的角度看，当父母合作并有明确的权威时，家庭运转得最好。然而，有时候，孩子最终可能会更亲近父母中的一方。这种联盟也有可能发生，例如，当孩子病得很重时，就会要求父母中的一方将几乎所有的精力集中在孩子身上。如果父母之间存在重大问题，也会鼓励这样的联盟发生。不管起因是什么，这些联盟都会妨碍父母一起合作，特别是在摆脱进食障碍方面。治疗师会尝试帮助一个家庭矫正由这种联盟所造成的问题，首先识别他们，然后说明他们如何干扰了父母的合作。

家庭治疗师通过开启对话来解决“沟通问题”。不幸的是，许多家庭成员甚至失去了相互交谈的能力。这可能由许多因素造成，其中最常见的是父母对工作或职责过于关注、父母的焦虑或抑郁以及婚姻不和。沟通问题的一种特殊形式是冲突回避。避免冲突超越了一般的问题沟通，为了“维持和平”和“避免战争”而不愿承担重大问题。回避冲突被认为比解决问题有更高的重要性。不幸的是，回避冲突可能会适得其反，导致进食障碍等问题恶化并加剧。治疗师帮助家庭来决定何时、如何沟通以及理解有时为什么他们更喜欢回避冲突，而不是直接着手处理问题，即使这意味着一段时间的敌对。

最后，一些家庭似乎挣扎于是否支持孩子青春期独立性的发展。由于担心孩子会发生什么事，或者担心如果孩子更独立，家庭会变成什么样子，一些家庭似乎会发出一种隐秘的、有时是公开的信息，表示他们不支持孩子成长和离开家庭。解决这个问题意味着家庭成员必须探究为什么让一个家庭成员长大离开他们会这么难。家庭治疗师已经发现的一些常见原因包括：担心家庭没有孩子在场就会解体，父母会很孤独，以及不切实际地担心孩子太不成熟而难以离开家。

在这些形式的家庭治疗中，你们的作用是使自己尽可能地开放且参与，从而可以审视这里讨论的各种问题。可能说起来容易，做起来难。对我们所有人来说，对这种审视开放自己都是一项挑战。此外，记住本章开始所提到的原则：确保你理解如何评估治疗进展，以及当你真诚地认为，你已经尝试了该治疗方案但并不满意它所提供的帮助——或者，如果你看到孩子体重继续减轻或因进食障碍继续虚弱下去的时候，你有一个后备计划。

在个体动力性心理治疗中，你的角色是什么？

很明显，这本书的主要论点是父母需要积极帮助孩子解决进食障碍问题。我们一再强调，进食障碍在一定程度上扭曲了孩子的思维和行为，以至作为父母的你是孩子取得重大进步的最大希望。尽管如此，基于精神动力性治疗的其他疗法业已被证明在解决与进食障碍相关的发展和情感问题上是有帮助的，即使不是在解决行为本身。在这方面，它们与我们刚才讨论的一般家庭治疗有一些相似之处。许多临床医生多年来都在实践这些类型的治疗方法，并觉得在临床上是有效的。有许多个人的思想流派可以粗略地归为精神动力学派，但以青少年为中心的疗法（AFT）已被证明在治疗青少年神经性厌食方面是有效的（参见第 6 章），我们将把它用作例子来说明你如何参与到个体精神动力性心理治疗中去。AFT 来源于一种称为自体心理学的心理动力学理论。AFT 是一种精神动力性治疗，它试图解决发展性问题并给孩子带来强烈的自我意识以及持久的信心和效力感。该理论对神经性厌食的理解是，患有神经性厌食的儿童很难感到自信和独立，因此，他们会把控制进食和体重与其他有关独立和自信的心理和情感需求相混淆。因此，它把与个体治疗师的治疗关系用作为促进改变的主要手段。

根据该治疗方法，它认为神经性厌食是一种自我毁灭的尝试，通过限制饮食和减肥来处理情绪不成熟、恐惧、焦虑和抑郁等问题。要找到这种与严重节食相关的自我毁灭策略的替代选择，患者必须首先学会识别和定义自己的情绪，包括积极的和消极的，而不是通过饥饿来避免意识到这些情绪。康复还需要增加他们处理青春期常见问题时的效力感，包括学习从自己的原生家庭中成功地分离和个体化。治疗的其他目标是帮助青少年发展出针对自己、家庭以及青春期和成年早期挑战的更具适应性的感受，使他感到更强大和更有能力。

尽管 AFT 的主要焦点是孩子，但父母通常都参与其中。在 AFT 治疗开始，会给父母介绍这种治疗的基本原理和性质。治疗师会与父母有单独的（并行的）会晤，他们试图评估父母的功能和家庭的动力性，并开始向父母提供一些信息，有关他们如何帮助孩子应对那些影响神经性厌食的发展性挑战。治疗师应该解释设计这些治疗会谈是为了支持父母。教育父母分离和个性化是正常青少年发育过程的一部分，帮助他们更好地理解，从以青少年为中心的治疗的理论角度来看，被视为正常和可取的东西（完美主义、顺从）可能是神经性厌食潜在病理的一部分。父母们被告知，病情的改善可能会带来越来越多的不顺从以及与他们的分歧，因为在青春期寻求更大的适当自主的过程中，以这样的方式测试界限被认为是正常的。与此同时，对于一些父母来说，青少年的退缩似乎是有问题的，但治疗师帮助他们去理解，在康复过程中，这是预料之内的，因为这也是青少年的正常行为。

在 AFT 治疗过程中，治疗师将与你会面以评估你在多大程度上处理孩子的困难是适当的，并提供相应的建议。这对于年轻或不够自信的患者来说尤其必要。此外，你还会被问及如何处理孩子生活中的压力，以及如何尊重孩子对保密的需求；同样，治疗师可能会提供一些建议来帮助你完成这些任务。例如，如果孩子觉得课外活动或辅导是个问题，治疗师可以帮助你限制孩子课外活动或辅导的数量。简言之，治疗师会在这些并行的会晤中充当孩子的代言人。

为了帮助你理解孩子的潜在困境，治疗师会在不违反与你孩子之间的保密信任契约的同时，尝试通过启发的方式帮助你理解孩子的行为和思维过程（特别是与神经性厌食的起病和维持相关的）。在这方面，治疗师有时会要求你提供更多孩子透露给你的重大生活事件的信息，这是有帮助的。治疗师会向孩子解释分享该信息的价值。例如，它可能为父母提供一个机会去帮助或为孩子创造更好的支持系统。而且，在与你交谈的过程中，治疗师可能会发现一些信息（例如，严重的婚姻不和，或者父母中的一方有进食障碍），如果你同意，将这些信息带回到与孩子的个体化治疗中将会很有用。治疗师传达这些信息可以帮助孩子较少个人归因地看待你的局限性，并较少被它们摧毁。这可能尤其适用于那些自我批评特别严重的青少年，以及那些很难接受父母是不完美的青少年。

因此，在 AFT 中，你从根本上是个支持性角色，帮助治疗提高孩子处理与青春期和进食有关的困境的能力。然而，正如你所看到的，在这个过程中你是很重要的，因为你提供信息、支持治疗，并以开放的姿态改变那些干扰了孩子需要的态度和信念。

> 十六岁的 Sarah 在接受个体治疗，她的体重逐渐增加了并停止了暴食，虽然当她感到吃得太多时，偶尔仍会去清除。然而，她对母亲越来越粗暴无礼，每当父亲跟她说话时，她总是对父亲置之不理。Sarah 和她的治疗师讨论了这些问题，并认为这些问题与 Sarah 的愿望有关，她希望父母能像对待她十八岁的哥哥那样对待她。

治疗师要求会见 Sarah 的父母，讨论他们对青春期的看法。Sarah 的妈妈觉得 Sarah 在和她较劲，因为她们太像了。Sarah 的父亲觉得 Sarah 很生气，因为他们对她的约会对象设置了限制（年龄不超过十七岁），并且有宵禁（周五和周六晚上十点之前必须回来，上学期间晚上不出去）。

在与 Sarah 父母的会晤中，治疗师担任着教育者以及 Sarah 的代言人的角色。她努力帮助他们理解允许冒一些风险（不是过度冒险）的重要性，从而帮助 Sarah 发展出更多对自己的判断的信心以及做适当选择的能力。具体来说，他们同意给 Sarah 一段尝试期，让她和她选择的人约会，只要他们能碰到他，并允许她掌管她的宵禁，只要她表现得负责。

几周后，父母被要求回来看看事情怎么样了。虽然有一些失误（有一次 Sarah 很晚才回家，没有打电话），但总体上她的父母觉得 Sarah 已经向他们证明了她有能力比他们预料的更负责任。而且，他们体验到的冲突已经减少。随着时间的推移，Sarah 放弃了定期的清除行为。她和父母之间的冲突减少了，渐渐地，她开始对自己上大学的计划感兴趣，并较少关注自己的体重了。

在支持针对神经性贪食和暴食障碍的认知行为治疗中，你的角色是什么？

虽然针对神经性贪食和暴食障碍的认知行为治疗（CBT）主要涉及孩子和她的治疗师，但你参与治疗也是合理和适当的。也就是说，你可以帮助提高动机，支持治疗师和孩子的改变行为和思维的尝试，在很多情况下（虽然不是全部），你可以参与膳食计划和监控以及协助减少暴食和清除行为。你参与治疗神经性贪食和暴食障碍的 CBT，利用你的能力来改变家庭环境，从而支持暴食和清除行为的改变，就像你在家庭治疗中所做的一样（在第 7 章中有所叙述）。然而，由于认知行为治疗主要是一种个体治疗，你的角色会和家庭治疗有所不同，也会随着 CBT 的不同阶段而有所变化。

在 CBT 治疗开始的时候，孩子的治疗师应该解释针对贪食和暴食障碍的 CBT 模型，以及具体的干预措施（如自我监控、行为实验、问题解决和认知重构）是如何起效的。这可以帮助你了解孩子将要做什么，也可以帮助你决定如何帮助他们。认知行为治疗第一阶段的第一项任务是规范进食模式，防止暴食发作。你可能会被要求协助规范进餐时间（3 顿正餐和 2 顿点心），并通过限制孩子接触触发食物以防止暴食，以及通过在饭后和孩子共处一段时间来防止清除。

十六岁的 Tanika 的进食模式是限制整个上午和下午早些时候的摄入量。然后，当她从学校回到家，她开始吃零食，这很快升级为一次暴食发作，然后是清除行为。治疗师与 Tanika 讨论了改变她的进食模式的各种策略。最吸引她的是让她妈妈和她一起吃早餐以及在她放学后和她一起待在家里，这样她就可以帮助女儿避免暴食。这意味着她的母亲不得不提前几小时离开工作岗位，但她的支持帮助 Tanika 的进食模式发生了很大的改变，几周后，暴食现象明显减少。

通过记录食物摄入情况和体重来进行自我监控是认知行为治疗的一个关键组成部分，尽管有时对青少年来说这是一个挑战，因为它涉及自我观察的能力和记录这些观察的努力。由于青少年的自我监控能力通常不如成年人，你可以通过帮助孩子理解完成食物记录的重要性来支持他们在认知行为治疗方面的努力。这可能意味着一些简单的事情，如询问孩子是否有食物记录本，或者只是温和地提醒他去完成它。这些记录通常是孩子与他的治疗师讨论的私人记录，但有时，特别是对年纪较小的青少年，询问是否可以帮孩子完成这些记录可能会有帮助，至少在开始时是这样。此外，父母有时会记录自己对孩子行为和明显情绪状态的观察。这些材料也可以在与治疗师和青少年讨论时拿出来比较。此外，用于自我监测的移动电话应用程序正在开发中。这些应用程序可以吸引精通技术的青少年，并可能提高自我监测的依从性。

Maureen 是一名十四岁的神经性贪食患者，她一再否认自己有暴食或清除行为。然而，治疗师常规地向 Maureen 的父母核实她的行为，他们报告说，虽然 Maureen 有一段时间没有暴食，但他们再次注意到大量食物不见了，而且有证据显示在卫生间里发生过清除行为。治疗师让孩子的父母和 Maureen 一起参加一次治疗。该治疗中，治疗师要求父母分享他们的观察和担心。这次治疗并不是对抗性的，而是为了帮助 Maureen 看到尽管她正尽量改善症状，但仍然有一个明显的问题。Maureen 的母亲描述说，她发现有几盒饼干和几品脱冰激凌不见了，没有解释它们消失的原因，但说她担心它们太有诱惑力，以致 Maureen 无法抗拒。她的父亲负责打扫房间，他报告说发现了 Maureen

最近在客房卫生间呕吐的证据，他想知道如何才能帮助她。Maureen 起初因为父母“窥探”她而流泪、生气。然而，她最终承认，她确实又在与暴食和清除做斗争。她的父母没有批评她，他们说他们知道停止这些行为有多难。他们想知道他们还能做些什么来帮助她。Maureen 和她的治疗师决定单独见她的父母，并提出一些建议供他们考虑。

针对神经性贪食和暴食障碍的 CBT 治疗的第二阶段的主要目标是继续监控孩子的进食，如果必要，延长或维持规律的进食模式的时间。下一个目标是帮助你的孩子描述她害怕和回避的食物的本质，并且在你的帮助下，逐渐地将这些食物中的一部分重新引入他的饮食中。你可以通过分享对孩子行为的观察来帮助他们。例如，一种令人恐惧的食物——可能会引发暴食的食物——可能是冰激凌。你可以主动提出和孩子一起去买冰激凌，这样你就可以保证他只吃一个蛋筒，并通过讨论他对这个挑战的感受来帮助他。

你可能不会直接参与到解决问题或认知重建的具体活动中，在这些活动中，你的孩子试图确定防止暴食和清除的策略，以及他对食物和体重的想法和信念中的问题。然而，你可能是孩子和他的治疗师设计的一些解决方案中的一部分。例如，孩子可能感到放学后独自一人时，自己会有暴食的问题。你可能会被要求在这段时间内能够出现并帮助他阻止暴食。或者，关于吸引力，孩子对此的信念可能会过分强调体重是一个焦点，在这样的情况下，你可以提供见解并在你的家庭背景中帮助孩子思考这些问题。

CBT 治疗的最后阶段主要关注治疗后改善的维持情况。回顾进展情况，建立现实的期望。预防复发的策略被用来为将来的挫折做准备。这里你可以帮助孩子发现即将到来的应激状况，并且在情况变得更糟时成为孩子可以获取帮助的资源。你参与认知行为治疗有助于孩子承认疾病，并最终减少孩子的羞耻感，以便孩子尽早寻求应该需要的帮助（尤其是你的帮助）。

在针对神经性贪食和暴食障碍的人际心理治疗中，你的角色是什么？

尽管接受人际心理治疗（IPT）的成人常常被看作是单独的个体，但治疗师使用这个方法对青少年进行治疗时通常要将你包括在治疗中，因为你在孩子的人际困境中扮演了一个如此重要的角色。要记得 IPT 是非常间接地改变有关神经性贪食的失调的进食行为。然而，IPT 仍是一种非常聚焦的治疗，在下面的例子中凸显了你对特定任务的重要性。

就像认知行为治疗一样，孩子参加治疗的动机最初可能只是因为父母的要求。

十六岁的 Felicity 热切地开始了神经性贪食的治疗，因为她很乐意与朋友们一起对她的问题进行工作。然而，Felicity 要么忘记约定的时间，要么迟到半个小时。治疗师讨论了如何提高 Felicity 的出勤率，并建议她的父母可以提前打她的手机来提醒她治疗安排在什么时候。Felicity 也同意这样做会有帮助。她的父母很乐意在 Felicity 的治疗中提供帮助，看起来，对他们和 Felicity 来说，这种参与是支持性的而非侵入性的。此外，Felicity 的治疗师只有日间的预约时间，所以有必要联系她的学校（征得 Felicity 父母的同意），可让她因为治疗而不去上课。与学校辅导员的联系也有助于学校管理部门去支持治疗。

针对青少年的 IPT 有五个主要问题领域：悲伤、角色冲突、角色转换、人际缺陷和单亲家庭。你可能会在对这些领域的某个方面的工作中发挥作用。和青少年进食障碍工作最相关的是角色冲突、角色转换和单亲的影响。

角色冲突是关于是否准备好承担某些成人角色或行为（如约会、工作）的意见差异。青少年经常通过破坏性的、反社会的或自我惩罚性的行为来把他们与父母之间的角色冲突付诸行动。对帮助青少年解决矛盾和角色冲突有重要影响的是问题的本身和你作为父母的参与。你孩子的治疗师会试图维持可行的家庭关系，并对破坏性行为提供替代选择。为了做到这一点，如果你来参加一些治疗并促进针对这些争议的协商，让治疗师在场帮助你，这通常是很有用的。

十四岁的 Mandy 最近患上了神经性贪食。她开始逃学，被抓到喝酒，并有两次深夜在公园和一个男性朋友会面。她的父母对她的行为感到非常愤怒和困惑，因为 Mandy

以前是优等生和模范儿童。治疗师帮助父母和 Mandy 意识到 Mandy 在努力主张她自己的权利以及从母亲那里获得独立感，尤其是她的母亲倾向于控制和侵入（主要是出于爱和兴趣）。

尽管如此，治疗师和 Mandy 的父母都担心 Mandy 所冒风险的严重性。Mandy 的父母正考虑送她去一个住院治疗中心，在那里有人“可以更好地监督她”。Mandy 和她的治疗师具有很好的关系，相信他会帮助她。她承认有时她也会担心自己的行为，也不理解自己为什么会做这些行为。她报告说她享受喝酒是因为喝酒能让她不再想自己的问题，但她觉得深夜去公园易受攻击，也有点傻，因为在那里她可能会受伤害。治疗师和 Mandy 讨论了她与父母之间发生的事情，并想知道她是否故意用这些行为来和他们“斗争”。Mandy 承认她对她的父母很生气，尤其是她的母亲，但她仍然给她做午饭，给她买衣服。她不太明白这怎么会让她去做那些事情，但她知道她和父母的关系让她充满了压力。

治疗师邀请 Mandy 的父母参加治疗，目的是帮助 Mandy 描述她与父母的关系如何给她带来压力，并帮助他们思考事情可能会如何改变。治疗师解释说存在于他们三人之间的冲突正在加重 Mandy 的不适，她自己也意识到她所做的事情有问题。在治疗过程中，治疗师鼓励进一步讨论 Mandy 对母亲的愤怒，Mandy 也表达了她希望获得与年龄更相称的自由。如果 Mandy 能答应不再喝酒和晚上偷偷出去，她母亲同意尝试增加 Mandy 的自由，虽然这对她来说很难。在最初的会谈之后，又有几次会谈专门检查 Mandy 和父母所做的改变，以及这些改变对他们彼此之间关系的影响。在接下来的几个月里，争议和冲突减少了，Mandy 对她的冒险行为也更加负责了。

青少年和成年人都会经历角色转换。青少年的正常角色转换包括进入青春期、从群体关系转变为二元关系、性欲望和关系的开始、与父母和家庭分离、工作、上大学以及职业规划。处理青少年角色转换的策略与处理成人角色转换的策略没有显著的区别，但治疗师通常想要并需要你们——青少年的父母——参与到治疗中。治疗师会特别希望你支持青少年放弃原有的角色，并帮助家庭适应正常的角色转换。

十八岁的 Tanya 正准备离家去上大学，那时她的母亲发现她患有神经性贪食。当 Tanya 在大学里时，她的父母对她的安全很焦虑，父母告诉她，只有她去寻求治疗，他们才会付她的学费。治疗师帮助 Tanya 和她的家人聚焦到即将来临的角色转换的重要性上，当她去上大学，这个角色转换就会发生。这需要父母参加几次治疗，但主要的焦点在于 Tanya 对离家的内疚和对上大学的焦虑。为了解决这些问题，治疗师必须帮助家庭成员互相承认这是他们关系中的一个重大转变，这种改变蕴含着一种丧失，从某种意义上说，之前以共栖和每天碰面为基础的关系将会被放弃。他们也被要求聚焦于有机会在更符合成年人相处方式的基础上去锻造一种新的相互关系。Tanya 的父母说他们担心 Tanya 没有他们会怎么样。他们询问她将如何处理吸毒和酗酒的诱惑、男朋友以及如何致力于学习。Tanya 则耐心地听着父母的问题，并提醒他们，她对所有这些问题都有一些经验，而且到目前为止，她处理得挺好的。不过，她承认她也更担心独自一人会怎么样。Tanya 的父母描述了他们自己离家上大学的经历，并表示支持。

单亲家庭（无论是由离婚、死亡或父母的选择造成的）是青少年 IPT 的一个额外的人际焦点。不仅孩子与缺席的父母的关系会受到影响，他与剩下的父母的关系也会受到影响。与这个问题领域相关的人际任务包括：① 承认单亲家庭对青少年来说是一个问题；② 处理所有丧失、拒绝、遗弃和 / 或惩罚的感觉；③ 澄清如何与缺席的父母相联系的期望；④ 与剩下的父母协商一个工作关系（working relationship）；⑤ 如果可能，与离开的父母建立关系；⑥ 接受情况的持久性。

大约两年前，十五岁的 Monica 患上了暴食障碍，当时她的父亲获得了她的单亲监护权。她的母亲患有物质滥用障碍。Monica 从五岁起就不和父亲住在一起了。她说，自从和他住一起后，她的暴食症状恶化了。Monica 的治疗师帮她评估与她单亲父亲一起生活的重要性，因为它关系到：① 和被她母亲抛弃有关的内疚感；② 她对父亲的愤怒，因为他在她之前的生活中缺席，在她母亲喝醉时他也未能保护她免受她母亲行为的伤害；③ 她希望有一个可以与其讨论她的恋爱关系的女性；④ 她想让父母和好，这样她就能同时拥有他们俩了。

正如我们已经说过的，本章讨论的治疗聚焦于帮助青少年改变自己的行为，而父母起到支持的作用。在很多情况下，目标行为并不是导致孩子健康恶化的进食相关行为。这意味着你应该警惕地监控孩子的进展，也要支持其在治疗中所做的努力。如果患有厌食症的孩子继续减肥，或者患有贪食或暴食障碍的孩子继续暴饮暴食——尤其假如这些行为恶化——你需要采取行动让孩子迅速获得医疗帮助，并实施本章开头推荐的后备计划。

在针对神经性贪食和暴食障碍的辩证行为治疗中，你的角色是什么？

辩证行为治疗（DBT）通过教授情绪调节、人际效能、痛苦忍受和正念等一系列技能来帮助患有进食障碍的青少年，这些技巧可被灵活应用于用不良行为（如暴食、自伤、物质滥用）来调节负面情绪的情境中。可以以个人或小组的形式教授这些技能。在以个体为基础的 DBT 中，通过在父母联合治疗会谈中的实践，治疗师试图帮助青少年巩固习得的技能。将父母纳入 DBT 的另一种模式是多家庭小组治疗，其中五六名青少年和他们的父母一起学习技能。在个体 DBT 模式中，每个青少年的特定问题会获得更多的关注，而在多家庭小组中，青少年和他们的父母相互支持并相互学习。无论是哪种形式，DBT 都试图在家庭环境中支持青少年萌发的自主性。

在针对进食障碍的认知矫正治疗中，你的角色是什么？

认知矫正治疗（CRT）是一种试图改变存在于许多进食障碍患者中的思维方式的治疗方法。尤其，它使用认知练习来提高灵活性和全局思维。它并不直接关注体重、进食或与进食相关的精神病理学，因此最好只在更聚焦的进食障碍治疗的情况下使用 CRT。CRT 鼓励青少年去思考他的思维方式如何影响他生活中的其他情况。在治疗中，治疗师的反馈聚焦于挑战这些思维方式的技能，以及如何在治疗之外使用和保持这些技能。治疗的内容是根据患者的进展情况而定的。治疗通常包括 8 ～ 10 个任务，然后是治疗师和青少年去讨论他们对于练习的体验和想法。父母不参与 CRT，但可以为孩子的出勤提供支持。

只有时间才能提供额外的数据来揭示哪种治疗方法在挽救被进食障碍损害的生命方面最有效。现在，请记住，你有权利也有责任参与到对孩子的照顾中来。在接下来的两章中，我们将转向在你成功找到帮助孩子的方法的过程中可能的阻碍，尤其是，假如你直接负责改变行为。

第 9 章聚焦于作为父母一起工作，以及在治疗选择和进食相关行为的管理上达成一致意见的困境。然而，即使你克服了你们作为父母之间的分歧，你也可能在与治疗团队的合作中遇到问题。因此，在最后一章，我们将谈谈在与专业人员合作时，以及在与孩子的进食障碍做斗争时保持父母赋权和有效性时可能面临的困难。

延伸阅读

[1] W. S. Agras, R. F. Apple. Overcoming Eating Disorders: A Cognitive-Behavioral Therapy Approach for Bulimia Nervosa and Binge-Eating Disorder: Therapist Guide, Second Edition, 2008. New York: Oxford University Press.

[2] C. G. Fairburn. A Cognitive Behavioural Approach to the Treatment of Bulimia, Psychological Medicine, 1981, 11(4), 707–711.

[3] C. G. Fairburn. Interpersonal Psychotherapy for Bulimia Nervosa, in D. M. Garner and P. E. Garfinkel, Editors, Handbook of Treatment for Eating Disorders, Second Edition, 1997. New York: Guilford Press, pp. 278–294.

[4] K. Fitzpatrick, A. Moye, R. Hoste, et al. Adolescent-Focused Psychotherapy for Adolescents with Anorexia Nervosa, Journal of Contemporary Psychotherapy, 2010, 40, 31–39.

[5] D. Le Grange, J. Lock, M. Dymek. Family-Based Therapy for Adolescents with Bulimia Nervosa, American Journal of Psychotherapy, 2003, 57, 237–251.

[6] J. Lock. Treating Adolescents with Eating Disorders in the Family Context: Empirical and Theoretical Considerations, Child and Adolescent Psychiatric Clinics of North America, 2002, 11, 331–342.

[7] J. Lock, S. Agras, D. Le Grange, et al. Randomized Clinical Trial Comparing Family-Based Treatment to Adolescent-Focused Individual Therapy for Adolescents with Anorexia Nervosa, Archives of General Psychiatry, 2010, 67, 1025–1032.

[8] L. Mufson, K. P. Dorta, D. Moreau, et al. Interpersonal Psychotherapy for Depressed Adolescents, Second Edition, 2004. New York: Guilford Press. Robin, A. L., P. T. Siegel, A. W. Moye, et al., A

Controlled Comparison of Family versus Individual Therapy for Adolescents with Anorexia Nervosa, Journal of the American Academy of Child and Adolescent Psychiatry, 1999, 38(12), 1482–1489.

[9] D. Safer, J. Couturier, J. Lock. Dialectical Behavior Therapy Modified for Adolescent Binge Eating Disorders: A Case Report, Cognitive and Behavioral Practice, 2007, 14, 157–167.

[10] D. Safer, C. F. Telch, E. Chen. Dialectical Behavior Therapy for Binge Eating and Bulimia, 2009. New York: Guilford Press.

[11] M. Tanofsky-Kraff, D. Wilfley, J. Young, et al. A Pilot Study of Interpersonal Psychotherapy for Preventing Excess Weight Gain in Adolescent Girls At-Risk for Obesity, International Journal of Eating Disorders, 2010, 43, 701–706.

第 9 章

利用团结的力量

在与进食障碍的斗争中如何站在一条战线上

一个好的专科住院病房通常能成功地帮助孩子们正常进食，对于厌食症还帮助增加体重，这是因为有一个护理团队每天 24 小时在现场一贯地、坚持地处理问题。如果你想成功地帮助孩子克服神经性厌食或神经性贪食，这就是你在家庭内需要做的：团结成一个家庭，始终保持一致。正如我们之前说过的，儿童在住院治疗后往往会复发，这一事实凸显了许多家庭无法统一战线。现今，门诊治疗是主要的治疗形式，很明显，父母（可能带着来自兄弟姐妹的支持）需要学习就一些问题达成一致，这些问题是：他们如何正确地参与到他们孩子为健康而做的斗争中，以及他们将如何坚持下去。

如果你的女儿患有神经性厌食，在让她吃这一点上你必须想出来怎么建立统一战线。如果你的儿子有神经性贪食，你需要找到一个持续的方法来帮助他进食正常量的食物且不清除。在第 7 章和第 8 章中，我们向你展示了如果治疗师正在使用家庭治疗或其他类型的治疗来帮助孩子，你的角色可能是什么。但如果你不花那么多的努力去建立一个统一战线，即使你坚持我们的原则和指导方针，你也会惊讶于任何积极的成就崩溃起来多么快。

建立统一战线看起来很简单。你甚至可能觉得你不需要这一章。毕竟，你知道你和孩子的另一方父或母都想要你的儿子或女儿康复。不幸的是，并非有一个意愿就必然有一个方法，除非是完全相同的方法，而且事先被仔细考虑过。想要看到你的孩子康复不同于你们做同样的事情来使孩子康复。考虑到问题的紧迫性，你和你孩子的另一方父 / 母必须在下述问题上保持一致：何时以及如何寻求专业的帮助，在家要做什么——决定对孩子说什么来让他或她吃或避免清除行为，多少食物是恰当的，要确定没有进步的后果是什么，家庭中的其他孩子该如何参与，为了促进孩子的改变家庭要做什么牺牲，甚至一些细节，如孩子是否必须喝全脂牛奶或脱脂牛奶。你们必须每天每时每刻都保持一致。

如果你们是一对典型的夫妻，你可能会发现这种一直保持一致的想法是可笑的和不现实的。大多数夫妻都有分歧，有些人比其他人更多一些，这不是问题所在。尽管每天都有这些冲突，大多数父母百分百地一致希望他们的孩子康复。这里的问题是要弄清楚你们如何一起工作，以便让进食障碍没有空子可钻，正如在第 7 章中我们的许多说明所显示的那样。只有这样，你帮助孩子的努力才能真正开花结果。所以，下决心把其他分歧放在一边；在这个生死攸关的问题上，你们可以达成一致。

分裂和征服：进食障碍如何钻空子

如果你仍难以想象当父母双方都如此致力于恢复过程，孩子的进食障碍会通过你的防御，那就想象一个渔网。如果网里的洞太大，鱼就会溜过去。如果你不想让孩子的进食障碍钻空子，那么你的家庭也必须紧密编织在一起。事实上，你需要像渔夫一样定期检查你的网的完整性。洞会出现在你最意想不到的地方。例如，你可能认为你和孩子的另一方父或母在说同一件事，而你患有进食障碍的青少年孩子听到的是两种不同的信息。

> Samantha 的妈妈 Jill 用刺耳的声音说：“看在上帝的份上，Samantha，现在就吃！”她的父亲 John 通过说“不要对 Samantha 那么严厉”而断然拒绝了他的配偶，然后转向 Samantha 并说：“来吧，亲爱的 Sammy，就再多吃一口。”Jill 和 John 相信他们是一致的——他们都叫 Samantha 吃饭。但很明显，在接收端，这些信息是不同的。Samantha 的妈妈发出了一个命令，而且听起来已经很生气。John 则是用温和的态度对女儿提出一个请求，此外他还批评了他的妻子。

在这种常见的情况下，父母更专注于相互斗争，而不是去找到一个共同的策略来和他们女儿的进食障碍做斗争。父母正在为如何让 Samantha 吃得更多而争论不休，那个时候 Samantha 就不必吃东西了，这给了进食障碍喘息的时间，或者可以说让其“钻了空子”。对父母来说，让 Samantha 吃到他们希望她吃的食物总量的最好方式就是他们真正保持一致。事实上，不仅是保持一致，而且要在每一个细节上保持一致。这将使他们能够以一个声音说话，且说完全相同的事情：“我们知道这对你来说很难，但我们希望你吃得更多，我们别无选择，只能去找方法来帮助你战胜这种进食障碍。”

在接下来的内容中，我们会描述父母间各种典型的不一致，以及你可以如何杜绝它们。在这种暗中为害的方式中，你孩子的进食障碍会试图分裂和征服你们俩，我们希望了解这些方式能帮助你尽可能多地避免它们，并且快速解决那些你难以解决的问题。这些例子也会提醒作为父母的你们要继续携手去打造一条路径来帮助你们的孩子。

如果孩子只有单亲，你也可以从这些情境中得到启发。正如我们已经展示的，你可能从另一个成年人那里得到帮助——孩子的祖父母或其他亲戚、你的同居伴侣甚或是家庭的一个密友——那个人也需要和你保持一致。但是，即使你是一个人去做，你可能会在许多相同的问题上体验到矛盾，就像 Tammy 的母亲试图阻止她女儿的清除行为时所体验的（参见第 7 章）。她内心对于该多大程度地控制女儿的冲突给了神经性贪食一个它需要的漏洞，使之可以钻空子并在与这个青少年的健康的斗争中取得了胜利。因此，在接下来的内容中，当我们提到你的配偶或孩子的另一方父或母时，我们所指的也包括在这个努力中任何可以帮助你的其他成年人。

分裂 – 征服的典型情景以及如何避免它们

只有孩子的一方父母相信现在是采取行动的时候了，并且相信他们应该被纳入治疗中

尽管家里的每个人都参加了评估，父母还是在办公室里争论他们是否应该参加。“我不确定我们现在是不是应该这样做。”妈妈说着转向她的女儿，征求她同意。爸爸生气地说：“我厌倦了假装一切都好。你认为什么时候我们才该对 Rachel 不吃东西做

点什么？”

正如我们已经好几次说到过的，当患者的疾病被相对早地认识到，以及父母双方都意识到他们需要积极参与到孩子康复过程中时，大部分患者会做得比较好。不幸的是，有几个因素常常与这种潜在的情况相反。许多父母最终都无法动弹，因为他们觉得是自己造成了他们女儿的疾病而受到指责。他们可能感到内疚，并因此认为他们的参与只会让事情变得更糟，或者他们的青少年女儿恳求他们不要送她去治疗，因为她可以自己“处理它”。在这种情况下，屡见不鲜的是父母中的一方屈服于青少年的恳求，表达出对于“逼迫”孩子接受她明显不愿意的治疗时的不舒服，或试图让父母中的另一方相信青少年还没有准备好——“她不想改变”。进食障碍很善于发现这种机会，在这种情况下，团结矛盾的父母的过程往往足以耽搁任何有意义的行动，而青少年则继续让自己饿着，牢牢地被进食障碍掌控。

在青少年具有神经性贪食时这种情形更可能发生。在神经性厌食的情况下，父母可以看到他们厌食的孩子看起来明显是病了。然而，对于神经性贪食、暴食障碍甚至回避／限制型进食障碍，父母很有可能对此不会意识到，或只是对食物不断消失感到怀疑，或觉得孩子饭后频繁去浴室不像是去梳洗，而更像是通过让自己恶心呕吐来处理他对体重增加的焦虑。不幸的是，所有这些不同的可能性都导致了同样的情况——父母们会因为这样或那样的原因而感到动弹不得，进食障碍很善于利用这个分歧，这样，青少年就不会得到有益的治疗。

如果你家庭的情况是这样，你应该怎么做？尽可能不让孩子参与有关他的健康保健的讨论！这看起来可能对你不公平——毕竟他现在十六岁，而且你已经将他纳入最近的几乎所有涉及他的决定中。不幸的是，神经性厌食和神经性贪食（程度轻一些）并不能让孩子理性地思考他对治疗的需要。告诉孩子你的决定，但不要征求他对健康保健措施的意见。这是你和你的配偶应该谈论的话题。在只有你们俩的时候，试着坐下来讨论孩子持续不治疗的利弊。达成一致是很重要的，即使这意味着决定“再给它 10 天，但在这之后，我们会做 X、Y 或 Z”，与之相反的是在孩子因进食障碍而衰弱的时候继续持有分歧。

一方父母的否认是主动与青少年的疾病共谋

> Debra 的父母被告知其诊断结果毫无疑问是神经性厌食。爸爸似乎松了一口气："我就知道。我一直坚信这就是问题所在。我们让她去看了很多医生，从内分泌科的医生到胃肠科的医生，然后又回来。他们什么也没发现。"妈妈对这个消息不太舒服，说："我想我们应该回胃肠疾病诊所找 A 医生。我不相信她的反刍食物问题出在她脑子里；她的肠道肯定有问题。这一定和她的胃肠问题有关。"

意识到自己的孩子病得很重对几乎所有的父母来说都是毁灭性的，所以一定程度的否认是可以理解的。然而，一些父母发现，即使在他们最终接受了孩子生病的事实之后，进食障碍这个诊断仍然让他们不舒服到难以处理。这种不舒服通常来自神经性厌食和神经性贪食是精神科诊断这个事实。不幸的是，在我们生活的社会中，对某些人来说精神疾病仍然带有某种污名，也许父母中的一方或双方觉得他们的儿子或女儿患有精神疾病是无法忍受的。在这种情况下，父母更愿意勉强同意更容易接受的诊断，如胃肠或内分泌失调或其他躯体问题，这是可以理解的。然而，准确的诊断通常会带来正确的治疗，而这反过来又为有利的结果提供了最好的机会。因此，当父母中的一方或双方都无法接受给他们孩子的进食障碍诊断时，这就成了一个真正的治疗困境。

同样令人担忧的是，这样的情形为青少年的进食障碍提供了一个理想的发展机会。在这本书的前面章节，我们描述神经性厌食是"自我协调"的，意思是患者通常无法意识到疾病的严重性。事实上，我们知道很多患者根本不认为自己有病！父母质疑进食障碍诊断的正确性只会助长这种错觉。在神经性贪食的情况下，患者知道暴食和清除行为是不正常的，对这种行为感到羞耻，并常常试图掩盖它。父母否认问题的存在（这种情况经常发生），只会让孩子更容易掩盖问题。这两种情况都让家庭陷入了僵局。妈妈和爸爸坐在对立的阵营中，疾病持续得不到治疗（或孩子得到的治疗是针对她的进食障碍的不良反应而不是针对进食障碍本身），在孩子被拖向一个又一个医学检验，徒劳地追寻一些不存在的胃肠道疾病的过程中，宝贵的时间流逝了。

重申一下，这里的关键问题是要让爸爸妈妈一起看看事实，并努力对下一步治疗应该是什么达成理解。然而，这可能是很困难的，如果青少年与父母中的一方以反对或排斥父母中的另一方的方式紧密结盟的话。这在这种情景的发展中很常见。青少年被“招募”为父母中一方（或双方）的积极的“顾问”，结果是父母中另一方被留在外面并感到非常沮丧。

Debra 的父母之间需要就这些特殊的健康问题互相商量，而不是与他们的青春期女儿商量。如果你和孩子的另一方父母发现你们对于“什么问题（what's wrong）”陷入了争论的泥潭中，孩子的治疗师应该能够帮助你们。对于我们来说，花上一整节治疗时间让否认（进食障碍）的父母看到真相是很常见的。

父母中的一方认为另一方做得不够或者没有做正确的事情来确保进食障碍得到解决

> Becky 的体重没有增长。她的父母非常担心。他们不是聚焦于下次如何成功地帮助她，而是爸爸开始对妈妈说：“我告诉过你给她全脂牛奶。你为什么坚持给她脱脂的？”然后妈妈觉得受辱了，她冲爸爸大吼大叫，并称他没有做“他的工作”：“早餐时我叫你让 Becky 吃三个煎饼，但你似乎总是忙到没时间等她吃完。那也不好！”

在这里，父母确实采取了行动让他们的青少年接受治疗，并鼓励她多吃。父母也注意到，临床医生要求他们作为一个联合团队进行工作，以最有效地帮助他们的孩子去对抗进食障碍。然而，许多夫妻在各种各样的问题上都存在分歧，包括他们应该如何抚养孩子。因此，关于如何处理女儿的疾病，这些父母并不是保持一致，而是都试图超越对方。帮助他们的儿子或女儿变成了他们互相战斗的另一种方式，而不是对抗疾病。大多数患有进食障碍的青少年都很精明地意识到，父母并不完全一致，尽管表面上看起来是的。这些父母使得青少年相对容易地去批评父母中的一方——“你知道你给我的所有这些食物都是我不喜欢的”——恰恰让父母中的另一方和青少年一起批评其没有更努力或者更创造性地发现孩子会吃的不同的食物。不用说，在这个家庭中，进食障碍这种分裂和征服的策略很有效。下一次，当青少年批评父母中的另一方时，父母中剩下的那个也加入了批评的行列中，这样这个循环就继续下去了。

如果你发现这种情况发生在你的家庭中，你和你的配偶应该提醒自己，这种方式的分歧无益于孩子从神经性厌食中康复。尽管你们都想让他多吃（这是好的，能帮助他增加所需的体重），但你不会如你本来可以做到的那样成功，除非你可以提醒自己，在关于吃多少食物、何时吃、怎样吃这些问题上，你绝对不能与你配偶有分歧！尝试不在孩子面前争执。当你的配偶在孩子面前说了一些关于食物种类或数量的事情而你不同意时，暂时赞同你的配偶。当你们俩私下有时间时，坦率地讨论你们的分歧，并确保你们就这样的问题再现时该如何处理这点达成了一致。总是在孩子面前意见一致！

父母中的一方责备另一方对患有进食障碍的孩子太挑剔

Sasha 这周体重没有增加。她妈妈看起来很沮丧，并说："我希望你能更努力。我昨天就知道你今天称体重不可能'上升'的，我就知道。"Sasha 看起来心烦意乱，爸爸迅速跳出来救她："我希望你不要总是关注消极的事情。你知道这对 Sasha 来说并不容易！"

在有些家庭中，父母之间言语非常刻薄，这反映了早在孩子的进食障碍开始之前他们原本的关系。这并不意味着这些父母不能帮助他们青春期的孩子。但他们面临的挑战将是要想办法在许多其他问题上求同存异，并想出他们作为一个团结的团队如何去和孩子的进食障碍做斗争。然而，青少年很容易利用父母之间的恶语相向来"保护"进食障碍。如果一个孩子可以指责父母中的一方是可怕的、坏的、不讲理的、太严厉的或挑剔的，那么很容易让父母中的另一方通过指责他的配偶从来看不到进步、总是预期最坏的等而偏袒孩子。最终的结果是，尽管父母都想让他们的孩子再恢复健康，但他们总是陷入三方斗争中。

如果你发现自己陷入了这种困境，你将不得不把婚姻问题放在一边，直到你青春期的孩子再恢复健康。我们意识到这说起来容易，做起来难。在这种情况下，一些父母不断地提醒他们自己，孩子和父母之间的争吵往往会导致父母之间的争吵，并提醒他们自己要如何对试图钻空子的进食障碍保持警惕。但是，如果夫妻不和继续阻碍你帮助孩子进食障碍的治疗，你应该考虑请治疗师帮助你去处理父母双方难以达成一致的一些关键问题。

虽然，父母中的一方比另一方“溺爱”孩子更多一些看起来是相当典型的，部分是因为养育方式的差异（一个宽容，一个不是），也许还因为家庭里会有偏爱某个孩子的情况，你应该尝试找到方法来避免陷入争论谁的方法是正确的。相反，意见一致，作为一个一般规则，针对你孩子的拒绝食物，你们会达成一个可接受的反应——什么语调是适当的、什么用词是可以的、什么用词不可以的，当你们中的一人超越了这些界限你将如何不带指责地提醒对方。就像我们之前说过的，你们至少应该同意在孩子面前绝不互相批评，而是只在你们单独相处时谈论这些事情。展示你们的统一战线的最好方式是，父母中的一方说：“Sasha，我想让你吃这盘意大利面。”另一方立即回应：“Sasha，你妈妈和我想让你吃这盘意大利面。”换言之，父母应该重复对方的指示，并总是尽力重申进一步进食的要求来自他们两个。

父母中的一方处理进食障碍相对严厉，而另一方则不断软化前者的言语力度

“Kate，你必须吃你盘子里的那块鸡肉。”爸爸坚定地说。“我讨厌你告诉我该做什么。”Kate 反驳道。然后她转身对妈妈说：“告诉他不要对我大喊大叫。你知道我不喜欢鸡肉。告诉他，妈妈，告诉他。”Kate 的母亲知道是 Kate 的神经性厌食试图把她的注意力转向与 Kate 的父亲争吵，这样神经性厌食就可以我行我素了。所以，当女儿逼迫她时她没有“告诉他”。相反，她说：“我们都知道你不喜欢鸡肉，亲爱的。没有人想要强迫你吃你不喜欢的食物。也许你可以不吃这块肉，但就这一次。”

在前述情境的这种变化形态中，孩子的进食障碍通过让父母关注于彼此而非导致孩子日渐衰弱的疾病，再次试图获得立足点。然而，在这个例子中，父母似乎保持了一致，因为 Kate 的母亲知道了神经性厌食的诡计。但事实并非完全如此。Kate 的父母可能大

体上保持一致，但他们不是像他们所需要的那样在所有细节上保持一致。他们可能没有陷入互相争执，但神经性厌食确实赢了。

Kate 的妈妈不知道她原本还能做什么。父母都在努力让 Kate 多吃健康的食物。但是如果 Kate 的妈妈坚持让 Kate 吃她面前的食物，她就是没有保护她的女儿不受父亲的“欺负”，她自己也会被视为欺凌者。如果她屈从于女儿的愿望，她就是反对丈夫让女儿吃更多健康食物的努力。Kate 的母亲选择与进食障碍讨价还价，并让 Kate 吃一顿折中的饭——在这个例子中，也是非常典型的，无脂调味的沙拉或根本没有调味料。这种情况让 Kate 感到满意，父亲对妻子和女儿感到失望，母亲则因为试图同时取悦丈夫和女儿而被围困（阅读进食障碍）。当然，赢家是进食障碍。

当父母就如何帮助孩子意见分歧时，就像这两位父母一样，他们一直应该是私下讨论他们的不同意见。吃饭的时候在青少年面前表现出这些差异只会给本已生机勃勃的疾病借风助力。尽管 Kate 的母亲会对如何吃这顿饭感到不舒服，但支持丈夫的努力（要求吃 X、Y 或 Z）会让他们保持一致。一旦这些父母有了私人时间，他们就应该讨论刚刚发生在餐桌上的事情，并弄清楚当这种情况再次出现时该如何应对。

有些进步之后，父母中的一方对孩子体重的增加感到紧张，并开始批评另一方的努力

Juanita 的父母一起做了很多家庭作业，尽可能多地阅读关于神经性厌食的书，研究每一种治疗选择，带着非凡的决心想让孩子重回正轨。治疗师几乎没有困难就让他们明白他们需要做什么，从而可以确保 Juanita 开始吃她需要的东西，以长回她在前三个月减掉的 25 磅。从治疗的角度来看，一切都很顺利，父母每周都会告诉他们的医生，他们是如何在困难的情况下共同决定孩子应该吃多少的。Juanita 的体重同样也有反应，并取得了很好的进步，每周大约增加了一磅。

然而，随着她的体重开始接近健康水平，Juanita 变得越来越不舒服和焦虑，并指责她的父母喂她太多，让她变胖。虽然事实并非如此，但爸爸开始暗中破坏妈妈帮助 Juanita 定期吃足够量食物的努力。他说：“我想她不需要再吃那么多了。”原来爸爸也对 Juanita 的体重增加感到焦虑。母亲勃然大怒，指责父亲实际上害怕女儿会超重：“我

一直怀疑你想让她变瘦。我一直都知道。”

一些父母似乎从一开始能很好地合作，Juanita 的父母开始时当然保持一致的。然而，Juanita 不断恳求不要让她吃东西，尤其是跟爸爸，这最终使她相信，也许他们实际上在“让她变胖”。为了让 Juanita 达到一个健康的体重，父亲需要从治疗师那里得到很多保证，即他和他的妻子正在做“正确的事情”。

所有的父母都很清楚，当他们的孩子挨饿的时候，他们该吃些什么——只是进食障碍绊住了他们，让他们怀疑自己。因此，Juanita 的父母，尤其是她的父亲，面临的挑战是提醒他们自己以及相互提醒，他们通常最了解情况，应该遵循他们的直觉，坚持下去，当涉及他们的孩子的健康状况时，要互相倾听。如果不确定，他们应该咨询专业人员，不允许他们的孩子就她的医疗需求向他们提供咨询——毕竟她才十二岁！另一方面，Juanita 显然需要她的父母保证他们在帮助她，保证他们只想让她再次健康快乐。他们必须根据需要随时共同向她重复这一信息。

在这个家庭里发生的事情其实很常见。当父母建立统一战线努力帮助孩子康复时，青春期的孩子在一开始就能成功增重。然而，在很多情况下，青少年在开始的时候“合作”，但发现自己体重增加到一定程度时会变得非常焦虑，这时他就会“踩刹车”。父母面临的挑战是要继续努力，甚至要更努力。不单单在这个节骨眼上他们面临着困难的任务，因为在经过了长时间的斗争之后他们可能已经很累了。而当父母中的一方同意孩子认为的“体重增加可能已经足够”时，家庭就有了一个即将到来的真正挑战。父母中有一方对孩子体重增加感到焦虑是很常见的，就如 Juanita 的父亲那样。在这种情况下，父母需要互相检查他们为孩子所制定的目标。而且，就像康复过程中的其他事情一样，关于多少体重是可以接受的这点，他们需要达成一致。你们必须讨论这样的分歧，不要让你自己对体重增加的焦虑战胜你。

离婚或其他情况所产生的父母三角使双方几乎不可能保持一致

Diane 和 Lou 的离婚并不友好，而且他们俩很难对话，更不用说和十六岁患有神经性厌食的 John 待在一起了。Diane 是监护人，但她在一家医院轮班工作的时间是上午七点到下午三点，车程一小时。所以，住在 5 英里之外的 Diane 的母亲，在七点半过来给 John 做早餐，在他上学之前，看着他吃。这不是很方便，但 John 迫切需要增加体重，她愿意做出这种牺牲。然后 John 在学校独自吃午饭，放学后去他父亲家，在父亲的监督下他吃下午点心。然后，他回家和妈妈一起吃晚饭。一系列成年人照顾者参与了 John 的饮食，这使得协调他们的再喂养努力变得极为困难，而且 John 的进步一直很慢。当他们的治疗师对这种安排表示担忧时，他的母亲反复说“我很抱歉”，她说：“我爱我的儿子，我正在尽我所能。但是我不得不很早去上班，而且我也没法请假。我们的人手已经不够了。如果我请假，我将永远失去我的工作。是的，当然，我很担心 John，但他的爸爸和外婆得帮忙。”

这个家庭的每个人都想参与到对他们所爱的这个十几岁男孩的照顾中，但是让所有感兴趣的三方都保持一致是一个相当大的挑战。当家庭成员彼此之间缺乏必要的交谈（就像这个妈妈和其前夫之间的情况）或没有住在一起时，不管每个人的意图有多好，他们的再喂养计划都很容易失败。因为这个方案有很多漏洞，所以进食障碍很容易就会找到一条迂回路线并钻到空子。例如，John 可以很容易地让外婆相信他不需要吃“那么多”的早餐，因为“昨晚的晚餐妈妈已经给我吃了那么多”。John 不必在学校吃午饭，因为那里没有人监督他。当他去爸爸家吃下午点心时，他可以说他不想吃太多，“因为我午餐在学校吃了很多”。与我们在前面章节尽力说明的一样，不是 John 想欺骗他的父母，而是这个成年人实施的非常“多孔的”系统的缝隙给了进食障碍一个理想的钻空子的机会。这个家庭系统应该帮助 John 恢复到他这个年龄和身高的正常范围内的体重。

这里需要做些什么来补救这种情况？ John 父母之间的许多不同可能造成了他们的离婚，母亲可能与她自己的母亲也有问题，因为她的母亲不得不介入照顾孙辈。要想 John 有机会从神经性厌食中康复，这些成年人将不得不找到一种方式来互相交谈，把他们的个人分歧放在一边，并且想出如何让他们能更成功地合作处理 John 的再喂养问题。他们的治疗师应该能够帮助他们解决这个问题。

一个可能的解决办法是，这个家庭的每个成员，在他或她负责的用餐后，通过电话向队列中的下一个人报告。外婆给爸爸打电话留个言，告诉他 John 吃了什么，John 对进食的反应是什么；然后爸爸决定什么是合适的点心。爸爸也会打电话给妈妈留个口信，这样她可以决定怎么处理晚餐。这样他们就不必面对面交谈了。此外，例如，学校的辅导员可能会被指派在午餐时小心地检查 John，看看他在吃什么，甚至可能会说几句鼓励的话。在这种情况下，外婆可以直接给辅导员打电话，或者给妈妈留言，让妈妈来打电话。然后辅导员可以向爸爸报告情况。

如果这个安排没有按计划进行，而且所有各方都不能把他们的分歧放在一边，那么他们可能不得不回到治疗师那里，他可以作为一个调停人来帮助他们交流如何帮助 John 是最好的。例如，治疗师可以指定三人中的某一个为“重点人物”，这人负责与其他人的沟通，并记录 John 的饮食。在 John 的例子中，这个人可以是他的母亲，因为她是监护人，这是显而易见的选择，也可以是外婆，因为可以发现，她和其他两人交谈比其他两人彼此交谈更容易。

当父母中的一方非常有效时，另一方感到被击败

> “我觉得我必须尽一切努力来帮助 Karen 恢复健康。我认为她真的病得很重，我知道她爸爸同意我的看法，但他已经放弃了，且不想再和这种病做斗争了。我对此很愤恨，因为我最终成为那个不得不做所有奶昔的人。我是那个和 Karen 坐在一起直到她吃完饭的人。我是那个早起给她做早餐的人。我觉得她真的很讨厌我，而且一直以来他都在做好人。”

Karen 的母亲理解孩子所处的困境，她正在采取适当的措施让孩子接受治疗。但她无法对自己的成就感到满意，因为除了遭受准备食物和监控进食的疲惫和怨恨之外，Karen 的父亲不与自己的妻子合作，让她感觉像个“坏警察”。实际上，母亲正在与 Karen 的疾病和她的丈夫进行斗争，因为这种疾病在父亲的退位中得到了“庇护”。这是最不幸的，因为到目前为止，在这里列出的每一种情况中，有一个问题是相同的——

当家庭中沮丧和绝望的情绪上升时，进食障碍就会滋长。

父母中的一方可以成功地再喂养孩子，或者确保他不会暴食或清除，只要这一方有另一方的情感支持和理解。有些夫妻，不管是因为性格、性情，还是仅仅是统筹安排，选择让父母中的一方来做这个工作。然而，重要的先决条件是他们一致同意他们的孩子患有严重疾病这一事实，并且愿意互相支持，即使这种支持仅仅意味着情感上或心理上的安慰。

每个家庭都有自己独特的环境，这将决定他们在面对危机时如何反应。重要的一点是，不管在什么环境下，父母一直都必须一致认为孩子病情严重，并且在处理问题过程中一直同意互相支持。Karen 的父亲似乎同意他的女儿得了一种可怕的疾病，但他心甘情愿放弃与之战斗，这可能是他否认问题紧迫性的方式。又或许只是因为他真的已经耗尽了与疾病斗争的个人资源。就像克服大多数潜在的致命性或慢性疾病一样，对抗神经性厌食或神经性贪食需要父母相当大的毅力。这就是为什么父母能够把他们的分歧放在一边并找到方法统一战线是如此的重要。对于有进食障碍的青少年来说，很容易就能发现父母之间的分歧，并利用这些分歧让进食障碍得以持续。如果“努力工作的”父母一方耗尽了精力，不会有另一方提供后援。

因此，Karen 的父母必须达成协议，借此他们可以互相支持。即使 Karen 的妈妈最终做了所有再喂养的艰苦工作，如果她觉得 Karen 的爸爸没在行动上，但在精神上支持她的努力，那么她坚持下去的可能性更大。如果他觉得他不能做他妻子正在做的事情，他应该口头上支持他的配偶，并让她觉得他百分之百地支持她的努力。而且，他应该当着女儿的面这么做，这样她的进食障碍就清楚地知道它没有机会钻空子。在做所有工作之外还当“坏警察”会让任何人都耗竭。

父母轮流站在青少年（进食障碍）一边反对另一方

当父母轮流站在孩子一边时，进食障碍与父母双方都是同盟，但不是同时。当父母们不习惯在一起工作时，事实上，他们可能会发现，当他们意见一致时会有点尴尬。这可能是因为他们对此不习惯，或者他们并不真的想统一意见是因为他们太习惯于持相反的观点。当他们面对要共同去应对如何处理孩子的进食障碍时，他们面临着一个真正的难题。不幸的是，就像到目前为止所描绘的所有情节一样，青少年的进食障碍都获胜了。因为在这个例子中，父母双方意见不一致，即使在战胜进食障碍方面已经取得了进步，他们也会本能地互相反对。在实践中这看起来是怎样的？

> 爸爸已经很成功地制定了一个时间表，借此，他或他妻子在每顿饭后都花时间和 Linda 待在一起，或者一起看电视、一起读书，或者确保她不把刚吃过的饭吐出来。爸爸感到很高兴，因为饭后他陪着 Linda 的每一次都能帮助她不呕吐，甚至可能一直到 Linda 情况缓解。然而，由于妈妈和爸爸长期无法合作，即使这可能涉及帮助他们青春期的孩子，妈妈指责爸爸对 Linda 太僵化或太严格，并说："你怎么能这样监督她呢？她不是三岁小孩。"爸爸退后让妈妈带头帮助 Linda。然后他发现当涉及照顾 Linda 的问题时，自己站在了挑战妈妈做错了什么的位置上，他说："我认为你让她吃米饭太快了，这就是为什么她想在饭后立即清除。我认为你应该给她更多的时间。"

在之前无休止的来回争吵的情节中，Linda 的进食障碍不必做太多就使她父母的努力相对无用。这再次指出了我们现在熟悉的论点：父母在处理青少年疾病时，无论采用何种他们觉得最舒服的策略，找到一致之处是绝对必要的。想想在专科住院病房里的运转良好的护理团队，团队成员工作的成功主要归功于他们能够用一种声音说话，而且在对付进食障碍时从不在事后互相批评。如果你和你的配偶意见不一致，不要在孩子面前表现出这种分歧。相反，你应该配合迈出第一步让孩子正常饮食的配偶。只有在之后，也许是饭后及当你们独处时，让你的配偶知道你有不同意见，并讨论一个折中的策略。

保持正确的做法

有时候父母能够保持一致，但是没有做正确的事。他们的努力和态度是统一的，但因为他们走错了方向，进食障碍将会取得胜利。

父母是团结的，但是他们在和他们的孩子而非进食障碍进行斗争

“我不知道什么时候还能再相信 John。他总是说谎。他说他不会呕吐，但我在浴室里找到了所有的证据”，John 的妈妈说。他的父亲补充道：“是的，他真的很难搞。他对我们的家庭产生了如此负面的影响。”

我们在第 7 章中讨论了将青少年与疾病区分开来的重要性。把进食障碍看作是某种已经压倒了青少年的疾病，可以帮助父母有效的帮助孩子克服进食障碍，也可以让青少年知道他的父母和医生并不是在和他斗争。进食障碍应该被看作是一种已经接管了他的生活的疾病、一种并非他自己带给自己的疾病、一种肯定不由他控制的疾病。以这种方式来理解进食障碍可以帮助斗争中的父母——他们不是在和他们青春期的孩子作斗争而是在和疾病作斗争。所以，当孩子找到方法藏匿食物、丢掉食物、吃掉整个蛋糕且没有据实相告，或者通过呕吐清除食物，你应该提醒自己，他不是一个“坏”人，也不是故意想欺骗你。实际上，是孩子的疾病让他这样做，因为他怕得要死，担心如果不把食物扔掉或在暴食后呕吐，他的体重就会增加。

那么，当建议父母需要建立统一战线时，我们自然是指对抗疾病而不是对抗他们青春期的孩子。在前面这个简短的例子中，John 的父母确实保持一致的，但不幸的是，他们联合起来反对的是他们的儿子（因为他说谎，他藏匿食物，他呕吐，等等）。在这个情景中，父母没有把 John 和他的进食障碍分开，青少年很容易被这样一种疾病所占据，这种疾病控制着他看待自己以及体重和体型的方式，并有力地影响着他对这些想法的反应。他也让他的父母因为他“做了这些事情”而认为他是一个坏孩子。父母越是和他们的孩子斗争，他们就越可能感到沮丧，并相信“他这样做是为了刁难我们”，或者不断地问自己和彼此，“为什么他就不能从中摆脱出来？”这个青少年最终感到独自陷于困境中，并很难让他的父母相信他不是一个坏人。与此同时，他的症状很有可能会加重，进而加剧父母对他的厌恶（如对他的呕吐），他也因为被完全误解而感到绝望。

这些父母都无法将疾病与青少年分开来，这让他们很难帮助儿子度过这段严酷的考

验。John 的父母应该经常提醒自己，进食障碍和其他疾病没有什么区别——患有癌症的青少年并不是自己选择患病，他也不用对感到悲惨、疲惫、痛苦或其他与疾病相关的感受和行为负责。

父母与青少年协商跟健康相关的重要决定

一周一周过去，Sharon 体重并没有增加多少，她的父母也不太明白为什么。后来发现，Sharon 对她自己的治疗计划有很大的自主权。她妈妈解释说："是的，我们总是问 Sharon 她是否同意我们的饮食计划。"爸爸补充说："这是一件好事，她必须帮助我们做出这些决定，因为她必须觉得自己是这个过程的一部分。否则，她会觉得被忽视了，就不会吃任何东西。"

通常来讲，这些父母听上去似乎在做正确的事情。他们的女儿最终必须自己做出吃什么的正确决定，所以现在让她参与进来听起来很明智。不幸的是，她还没有准备好。这些父母一直在询问他们的青少年孩子对各种问题的观点和想法。给青少年机会去表达她自己的观点、发展她自己做重大决定或选择的能力，这是正常青少年发展的一部分。你希望孩子也如此成长，你已经花了很多年培养一种非常民主的育儿方式。但当进食障碍出现时，且仅仅在管理进食障碍上，你必须暂时地收回控制权，至少在孩子准备好独立地管理她的饮食问题前。

如果孩子还没有进入青春期，习惯性地让孩子参与决策更多的是一种育儿方式，而不是自然地过渡到孩子逐渐独立的状态。在这种情况下，你可能不得不暂时改变你的育儿方式。如何通过改变父母的育儿方式来管理孩子的进食障碍将是一个个体化的决定，它取决于每个家庭的独特情况。

Sharon 的父母知道 Sharon 应该把冰激凌作为甜点。毕竟，她的体重低得吓人，她的正餐吃得很少，她需要更多的卡路里来避免进一步的体重减轻。他们对此都知道，对于如何采取行动彼此意见一致。尽管如此，他们还是忍不住问 Sharon 要不要冰激凌。

毕竟，问任何一个健康的青少年这个问题是合理的，如果她拒绝了，接受她的回答也是合理的。

Sharon 的父母忘记的是，当他们和 Sharon 谈论食物时，他们不是在和一个已经达到十五岁成熟水平的女儿说话，而是在和神经性厌食说话，而神经性厌食总是回答“不”。Sharon 可能很想要冰激凌，但当一个人被神经性厌食症状掌管时，她肯定会拒绝——“这对我不好，会使我发胖”或“你知道我不喜欢冰激凌”是典型的反应。结果是父母发现他们自己陷入了尴尬的两难境地。他们可能会觉得，继续询问女儿这样的问题是非常卑鄙的或是对女儿为人的不尊重。“我们总是让她得到她想要的”，Sharon 的妈妈说:“她是个仔细的、有想法的孩子，我们知道她会做出正确的决定。”在除饮食以外的其他方面，情况可能确实是这样的。而且 Sharon 之前的青春期可能就是这样度过的，直到进食障碍掌管了她对于食物、体重、体型方面的想法和感受。但现在情况不是这样了，因为 Sharon 不是那个对食物有关的事做出决定的人。

Sharon 的父母该做什么？他们必须暂时找到一种方法，在涉及 Sharon 吃的方面避免给她太多的选择。如果他们觉得这与他们的育儿方式相矛盾，且他们觉得他们必须给出一些选择，那么这些选择应该是选巧克力冰激凌还是草莓冰激凌，而不是选择吃或不吃冰激凌。虽然我们的建议似乎有些教条主义，但当孩子的体重增加，当她努力地克制暴饮暴食或清除食物，当无休止的“进食障碍辩论会”被避免时，她康复的机会就会成倍增加。

父母能达成一致吗？他们必须这么做

我们已经提出了父母处理进食障碍的方法中的几种典型的分歧，指出这些分歧将如何阻碍你们孩子的康复，以及你们的孩子可能会如何控制你们，使你们最终无法帮她克服进食的困境，她会分裂你们的努力或仅仅将你们的注意力从手头的任务——她的康复上转移开。在每个例子中，我们也指出了你们应该在自己的行为中寻找问题，事实上这些问题使你们采取的帮助孩子的措施变得复杂。最后，我们特别说明了你们作为父母如何以一种富有成效的方式一起帮助孩子，即使你和你的配偶不得不暂时地放下分歧。我们希望这些例子能鼓舞你们努力想办法，就如何帮助孩子达成共识，并在任何一餐、任何时候都这么做。

延伸阅读

[1] D. Le Grange. Family Therapy for Adolescent Anorexia Nervosa, Journal of Clinical Psychology, 1999, 5, 727–740.

[2] D. Le Grange, J. Lock. Treating Bulimia in Adolescents: A Family-Based Approach, 2007. New York: Guilford Press.

[3] D. Le Grange, J. Lock, Editors. Eating Disorders in Children and Adolescents: A Clinical Handbook, 2011. New York: Guilford Press.

[4] D. Le Grange, J. Lock, M. Dymek. Family-Based Therapy for Adolescents with Bulimia Nervosa, American Journal of Psychotherapy, 2003, 57, 237–251.

[5] J. Lock. The Oxford Handbook of Child and Adolescent Eating Disorders: Developmental Perspectives, 2012. New York: Oxford University Press.

[6] J. Lock, D. Le Grange. Treatment Manual for Anorexia Nervosa: A Family-Based Approach, Second Edition, 2013. New York: Guilford Press.

第 10 章

保持被赋权和知情

如何与试图帮助孩子的专业人员合作

帮助孩子的专业人员总是会把孩子的最大利益放在心上。然而，这并不意味着在医生为你青春期的孩子制订的治疗计划上，你与医生总能意见一致。你可能不得不努力与孩子的儿科医生、心理学家、精神科医生或治疗师达成一致，因为在很多情况下，父母仍然更多地被视为问题的一部分，而不是解决问题的关键因素。所以，尽管我们非常相信只要你愿意并能够参与进来，你就能成为孩子治疗团队中的正式成员，但并不是在所有的治疗中都是这样。幸运的是，随着支持父母作用的重要性的研究数据不断地累积，抵制父母参与照顾患有进食障碍的青少年的心态正在转变。要知道，你可能需要付出比你预期的更多的努力，以保持知情和被授权，这就是为什么我们用了一章来给你建议，用以处理在孩子的诊断和治疗中可能遇到的难题。

在本书中，我们已经强调在孩子的治疗过程中保持协同一致是非常必要的。在第 9 章中，我们看到了对于进食障碍孩子的父母或其他成年抚养人的要求是什么。但是，这一概念也同样适用于在进食障碍的康复过程中，每一个参与其中并与你孩子接触的人。不仅孩子的父母双方必须协同一致；治疗团队的成员也应该完全认同彼此，并与你以及孩子的另一方父母达成一致。很明显，除非你觉得你的治疗团队走对了路，否则这种情况是不可能出现的。各方达成一致的价值不应被低估——成年人（你和专业人员）困扰于该走哪条正确路线的情况太常见了，作为结果，你孩子的治疗就会出问题。在上一章中，我们讨论了进食障碍如何利用分歧来破坏使孩子恢复健康的努力。进食障碍也可以很容易地发现为了帮助孩子而建立起的整条联合战线中的裂缝——其中包括父母和所有的专业人员。在接下来的几页中，我们将详细介绍一些潜在的陷阱，这些陷阱可能会使你难以与孩子的治疗团队达成一致，以及你如何处理这种情况，从而使你能继续成为解决方案的关键因素。虽然不可能就你区域内的治疗服务或治疗团队的具体选择给予你建议，但我们希望您能阅读本章以及之后**资源**部分中提供的信息，这能帮助你拟定出方案，以支持你帮助青少年孩子的努力。为孩子找到最好的治疗服务不是一件容易的事，但我们希望本书中与此有关的内容将使您有足够的知识来做出明智的决定，并在孩子的康复中发挥建设性的作用。

除了在第 9 章中讨论的父母的困难外，以下所述的一些常见的困境，不仅在父母试图与治疗孩子的专业人员保持一致中会遇到，试图在孩子的康复中保持积极的作用时也会遇到。请记住，核心问题不是孩子治疗团队中的专业人员是否致力于帮助他康复，而是他们的治疗理念是否允许你全面参与。如果不是，让自己准备好以一种建设性的方式坚持自己的立场，这将大大有助于你在青少年的治疗中发挥积极作用。

你咨询过的一位专业人员说孩子的问题“不可能是进食障碍”

孩子的儿科医生或其他医生可能会做出这样的判断，原因有很多。如果你对寻求帮助的决定感到痛苦，孩子也抗拒，而你又很担心，这个结论可能会在最初提供一些安慰。但当你知道有些事情不对劲，而医生已经离开，没有给你解释或说明原因，尤其，如果你像很多父母一样自己做了一些研究并相当确信孩子患有进食障碍，那么安慰可以迅速变成更强的焦虑。你该怎么办?

首先，考虑一下医生为什么得出这个结论。知道这一点可以引导你进入下一步，这会让你走上帮助你孩子的道路。是否可能仅仅因为这位医生不是很有心理学头脑，他通常不会考虑精神科的诊断? 如果你之前有和这位医生接触的经验，那么这段经验告诉你什么? 当孩子过去有问题时，医生有没有建议考虑心理因素? 如果没有，而且他说了类似这样的话:“我已经仔细检查过 Rachel 了，我仔细考虑过了。对于她的体重减轻，虽然我找不到任何医学原因，但我不认为这是进食障碍。”很明显，你需要问他为什么他不认为这是进食障碍以及鉴于孩子还在继续抗拒进食或有暴食和清除行为，你现在应该做什么。如果医生建议你“等等看”，你必须清楚地表明你已经等待过了，而且你是如此担心你女儿的健康，以致无法再任时间流走而不采取行动了。下面这些话是坚定而不粗鲁的：“医生，我很感激你考虑了 Rachel 行为的所有医学原因，但我真的很担心，也不知道该怎么办。你能不能把我们转诊给有治疗进食障碍经验的医生，这样我们就能确定排除这种情况是正确的？”

另一种可能是，你咨询的儿科医生的观点并非基于所有可获得的证据，包括医学的和心理或精神科的证据，尽管他的初衷是好的。同样，你可以通过询问医生具体是怎么考虑的来明确这一点——“医生，你是否确信已经做了所有的检验来排除可能导致我孩子体重减轻的医学疾病呢？我们想要确保每个角度都被考虑到了。”——你还要自己判断医生看起来有多确定，他的评估有多全面。他的回答是隐晦的、含糊的还是防御性的？如果是这样的话，这可能表明他在这个领域不太游刃有余。在大多数情况下，沿着这些思路的巧妙问题会给医生一个机会，让他承认他对自己的发现不够确信，并会把你转诊给其他能做更多的医生。

还有一种可能是，医生仅仅考虑了检验和检查所显示的结果——而没有考虑你在家观察到的行为，也没有考虑你孩子的学校向你报告的行为。孩子的饮食习惯在医生办公室里是看不到的，所以你以及每天大部分时间在孩子周围的人看到的他的所作所为对诊断进食障碍是至关重要的。如果你认为医生没有认真对待你的报告，那就重申一下。许多父母把他们观察到的孩子的行为（他们的孩子在一天中的不同时间吃了什么、没吃什么、关于食物和进食他说了什么、行为上显著变化、锻炼习惯等）写成日志，带到医生的办公室，这让他们很受益。如果你还没有这样做，而且医生可以向你保证你的孩子没有迫在眉睫的危险（参见第 20 页的警告信号条目），你可以在接下来的一周里做一个这样的日志，然后再和医生见面。

虽然对于那些每天与这些疾病打交道的人来说，做出进食障碍的诊断可能很简单，但许多儿科医生和其他全科医生并没有这种受训背景。如果他们很少见到进食障碍的病例，他们可能会对做出这样的诊断显得非常谨慎。即使医生一直在处理青少年进食障碍，如果孩子在 9~11 岁，医生也很难在他们身上识别出这个障碍，因为进食障碍在少年儿童中非常罕见，而且他们的疾病表现可能是不典型的。同样地，进食障碍在男孩或某些少数民族中并不常见，儿科医生也可能因为你的孩子是男性或少数民族而倾向于不把进食障碍视为可能的诊断。

不幸的是，进食障碍的诊断时常被忽视，因为这并不是医学专家们考虑的第一诊断——甚至都没有考虑过——如果他们以前没有见过这些病症。如果你的直觉和你对孩子的了解告诉你他确实患有神经性厌食或神经性贪食，或许你应该另找一个人征求意见，如儿童和青少年精神科医生或在治疗进食障碍方面有专长的心理学家。如果你在医学专家面前战战兢兢，或者你可能怕儿科医生会因为你不信任他而有些感觉被冒犯，那你可能会犹豫（要不要质疑他）。但一旦你能把担心犹豫放在一边，那么从孩子的儿科医生那里获得转诊就会是一个相对简单的请求和程序。大多数医生会欢迎你做这个选择，因为他们也可以从这样的评估结果中学习。如果孩子被确诊患有进食障碍，那么你应该咨询儿科医生，询问他是否愿意继续参与孩子的治疗。大多数儿科医生会想要继续参与到孩子的治疗中来，并且可能会很乐意请教你孩子的心理医生或精神科医生。

专业人员叫你置身事外或者旁观孩子的治疗

父母可以体验到各种形式的被排斥，如不能参与治疗的核心评估和规划阶段，没有作为解决方案的一部分去定期会见他们孩子的医生并讨论治疗中的进展，或更糟糕的是，完全被排除在治疗之外。正如我们在本书中反复申明的，这种做法与支持父母参与青少年进食障碍治疗的绝大多数证据形成了鲜明的反差。因此，难以想象，假如没有父母以这种那种形式建设性的参与其中，治疗还能获得成功。如果你需要重温支持父母参与治疗的研究结果，参见第 6 章。

然而，许多专业人员会遵循一种治疗路径，主要（或仅仅）针对青少年的关注点和担心，同时试图让你远离。一些专业人员甚至认为许多父母在治疗过程中是“过分介入”和“妨碍性的”。因此，经常听到父母说他们孩子的心理医生不会和他们见面，或者甚至（所幸的是，极少）不接他们的电话。任何这种类型的排斥都很难应付。

虽然没有一种“正确的方式”让父母参与到他们孩子的治疗中来，但在治疗开始的时候你们不应该被排除在做这些重要决定的人员之外。如果你不是治疗过程的一部分，你仍然应该询问专业人员如何在一方面解决进食障碍症状、另一方面探索“潜在问题”之间取得平衡。如下这般询问你孩子的治疗师应该是非常容易被接受的，“你能解释一下不让我们参与治疗过程的理由吗？”以及“你能告诉我们Sandy的健康状况在整个治疗过程中将如何被监控？谁会给他称重？多久称一次？我们如何能随时知晓他在心理和医学方面的进展情况？”

你的目标是确保因饥饿或暴食清除导致的可怕后果得到紧急的以及持久的处置。你应该被允许询问治疗团队关于孩子的进展情况，包括进食障碍症状的改善以及心理治疗的作用和重点。如果孩子疾病的医疗问题没有被解决，或者如果你没有被告知体重增加方面的进步或贪食症状是否停止，你应该坚持要求获得知情权，就像肿瘤科医生会不遗余力地让父母了解他们孩子的肿瘤对治疗的反应。

别人给予你不认同的建议

暂且不考虑具体的治疗方法，父母经常会对治疗团队给出的建议感到不舒服，但他们不知道他们是否能够、甚至是否有权提出异议。你可能会被告知你的孩子的进食障碍“只能住院治疗”，或者“我们开的药是治疗青少年厌食症的标准处方”，或者“居住式治疗（在另一个州）真的是你唯一的选择”。你可能会惊讶地发现，有许多其他父母也对这样的建议直觉上感到不适，但他们不认为自己能够事后质疑专业团队。当父母们对专业建议感到非常不舒服时，“我有什么资格去质疑医生？”这样的反应仍然会浮现在他们的脑海中；毕竟，我们大多数人从小就相信专业人员“最专业”。虽然我们的建议不是让你和孩子的治疗团队发生冲突，或者鼓励你立即反对或质疑每一个决定，但你应该把询问孩子的治疗师为什么选择方法甲而不选方法乙这样的事看得很正常。你应该自信地询问孩子的医生为什么他决定用药物治疗孩子的神经性贪食以及为什么选择这种药而不是那种药。许多医生想去详细说明他们的决定，但因为时间限制而无法这么做。为了确保这不会妨碍你充分知情，如果有下一次会面，你可以一直要求充分讨论所有重要的问题，这将是明智的，或者你可以固定一个时间和医生通过电话联系。

对你来说，最重要的、也许更难去做的是，当你不同意医生选择的治疗方案时，你应该觉得你可以告诉医生。当然，你应该在做了仔细的研究之后并对（反对）有充分的理由时这么做。你如何处理这种情况是至关重要的，因为你不想被认为是敌对的，你也不想让你的医生做出防御的反应。你也许可以这样打开话头，“你能帮我理解为什么你推荐居住式治疗项目而不是强化的门诊治疗方案吗？”或者“我不明白你推荐的药物的作用机制。你能解释一下它是如何起效的吗？你为什么选择了这个方案？”通过这个方法，即使你的质疑可能是由你不同意医生的建议而引起的，你还是把你的不同意说成是一个需要澄清的问题。这给了孩子的医生一个机会来提供一个令人满意的解释，这可能有助于说服你，或不幸，可能让你更确信你真的不同意被选择的治疗方案。最重要的是，你应该准备好，在一个共同努力为孩子找到最好的治疗方案的氛围中，与孩子的医生讨论你的不同意见。当每个人都同意并能够满腔热情地支持所选择的治疗方案时，治疗成功的可能性通常会提高。

顺便说一句，当你对别人给你的建议有怀疑时，一定要审视一下自己有这种感觉的原因。由于在第 5 章和其他部分所讨论过的所有原因，青少年可能会试图让你怀疑专业人员。请记住，因为进食障碍导致他的思维和判断严重扭曲，他会设法使其长期存在下去。所以，当进食障碍代替孩子说话的时候，它会努力让你相信，医生做出的诊断是错的，而且治疗团队想减轻症状的努力是无效的。毕竟，如果你相信这种说法，你可能会让孩子退出治疗，在这种情况下，进食障碍就胜利了！当孩子成功地让你质疑治疗方法，并引导你寻求“替代治疗”，或更糟糕，引导你完全放弃治疗时，治疗就陷入了严重的困境。

你可能一开始对孩子的治疗团队充满信心，但进食障碍相关的认知扭曲会让孩子坚持试图诋毁治疗和提供治疗的专业人员。因此，当你发现自己对孩子的治疗感到越来越不满时，问问自己是否有可靠的理由去怀疑其有效性。如果没有，并且你意识到你是受到了孩子的影响，你要温柔但坚定地提醒他，作为父母，你才是做出治疗决定的最佳人选，而不是你的孩子——不仅仅因为你的孩子还未成年，更主要是因为进食障碍并不允许他做出理性的医疗决定。同时，提醒你的孩子，每个人（父母和专业人员）都必须团结起来一起与疾病做斗争，而且你的目标是坚持下去并给孩子最好的康复机会。

孩子可能仍然觉得你在和他战斗。在这种情况下，提醒你自己要把疾病与青少年分开来：你是在与疾病斗争，不是与孩子斗争。这样思考可以帮助你坚持正确的方向，即便你的孩子进一步提出“合乎逻辑的”论据，让你去质疑专业人员给出的干预措施。

检查了你的疑惑的来源后，如果你仍然不确信你得到的建议是正确的，请记住，专业人员无法总是以坚实的数据来支持他们的治疗决策，尤其进食障碍的研究仍然非常稀少，但他们应该会尝试告诉你他们的决定背后的理由。这是你的孩子的治疗；询问会使你成为治疗力量的一部分，而了解会使你以更大的确信沿着选定的治疗方案走下去。事实上，你可能会惊喜地发现，大多数治疗师都很乐意多花几分钟，让你和他们一起考虑治疗的选择。

你得到相互矛盾的建议

因为对于青少年进食障碍并没有统一的治疗方法，对于父母来说，很常见的是听到甲医院的王医生告诉他们一件事，又听到乙诊所的李医生告诉他们另一件事。你们的困境当然是“我现在该怎么办？”你显然想做对孩子最好的事情，但你的工作却因为专业人员的两种截然不同的观点而变得更加困难。如果你发现自己处于这种两难境地，我们只能提供一些找到正确行动路线的指导原则。首先，正如我们在本章稍前部分所建议的，询问不同的专业人员。

- 他们是如何得出自己的建议的。
- 他们会参考哪些指南来作为决策的基础。
- 他们用这种方法治疗了多少患者。
- 治疗的反应是怎样的。
- 这是否是该领域其他专业人员的标准做法。
- 是否有已发布的数据支持这种方法。

虽然这对一些人来说似乎没有必要，但你要想想当孩子第一次戴上牙套时你问的问题；想想正畸医生所解释的关于“为什么”“什么”和“何时”的细节。在这里遵循同样的方法是可以接受的，即使你孩子的精神科医生似乎不太愿意参与这种讨论。记住，是你孩子的生命处于危险之中，你想要确保自己遵循的行动路线是正确的。第二，再次正如我们之前提到的，对你来说很重要的是对建议感到舒服，这样你就会赞成采取必要的行动来帮助你的青少年恢复到健康的状态。只有当医生花一些时间和你一起完成做决定的过程，这才会发生。因此，当你觉得这对于孩子可能不是正确的治疗时，尤其在缺乏研究或临床数据时，相信你的直觉。父母通常是最了解孩子的！跟随着你的想法（有道理的），直到你确信可以认可一个特定的治疗方案。

专业人员意见不一

前一种困境指的是关于孩子的进食障碍你拜访了两名不同的临床医生，这里所指的困难是孩子的治疗团队成员（在同一屋檐下的两名专业人员）彼此不同步。我们已经提到过，进食障碍的治疗是复杂的，理想的情况是有几个专业人员参与孩子的治疗（例如，儿科医生、精神科医生和治疗师）。这些医生提供的指南有时可能会有细微的不同，这可能会在不经意间使你和孩子困惑。可能最常见的问题是关于目标体重。当你女儿的体重刚刚超过 100 磅时，A 医生可能会说“她的体重还没有达到大龄青少年的体重标准”。而治疗团队另一个成员（B 博士），为了鼓舞人心，可能会说“我们就要达标了”，以回应这个青少年迫切想知道她还需要增重多少，因为她现在已经有 100 多磅了。可以看到，两名医生有相同的目标（一个基于患者的身高和年龄的健康体重），但你的孩子更愿意听 B 医生说“只要多长 1 或 2 磅”。你可能也会感到困惑，不太清楚真正的信息是什么。治疗进食障碍患者的医生不必总是如履薄冰，但他们需要非常注意在谈与体重增加相关的信息时如何措辞。当涉及食物相关的问题时，神经性厌食不仅代替青少年说，它也代替她听。所以，一个女孩会更愿意被告知“我们几乎达标了”，而不是“我们还需要再增重 10 磅”，因为这会让她自欺欺人地认为自己的体重不需要再增加很多；她也可能对这个说法隐含的意义感到非常不高兴。这种含糊不清的鼓励可以引起一个警惕——“我肯定胖了很多！”——这会让她含着泪离开办公室。重要的是目标要明确和具体，并且团队的所有成员都同意这些目标。

不幸的是，你无法控制这些事情的发生。然而，重要的是要了解进食障碍使你的孩子对这些事情如何思考并做出反应，以及当这些误解出现时，你能够与孩子的医生沟通。如果一个女孩或男孩对任何有关体重增加的信息都非常敏感，那么讨论她或他所感受到的痛苦，只会推进你们共同努力去和孩子有成效地交谈。此外，当专业人员不经意间让你感到困惑时，对这种疾病的了解可以帮助你引起注意。当这种情况发生时，你的工作就是让专业人员知道这点。

虽然无意的沟通错误经常发生，但是团队成员有义务确保他们“用一个声音说话”。另一方面，当你对治疗团队给出的信息或治疗目标感到困惑时，你应该让他们知道，这样最终每个人都能保持一致。我们希望这会是很容易做到的。回去告诉 A 医生和 B 医生你很困惑，告诉他们为什么，让他们澄清一下情况。这种方式能提醒医生注意他们的疏忽，并可能会让他们更努力地防止这种情况再次发生。你应该明确地让他们知道；否则，他们就不会意识到自己造成的困扰。

当孩子有数个精神问题需要多种治疗时，所涉及的不同专业人员没有保持沟通

进食障碍的治疗特别复杂，当其他精神疾病与进食障碍并存时，往往同时涉及几个专业人员。当你的孩子除进食障碍外，还患有焦虑症障碍或抑郁障碍时，治疗会变得更加困难。无论治疗你孩子的专业人员是同一机构同一团队中的成员，还是在不同的机构 / 私人开业诊所中，不同专业人员共同参与你孩子的治疗都是一个很难管理的过程。不论何种情况，治疗团队的责任都是互相保持一致，即使他们代表不同的专业，并且处理问题的角度可能略微不同。你需要确保这些专业人员都能互相交流，也能和你们——孩子的父母交流。

十五岁的 Darlene 喜欢芭蕾。在过去的几个月里，她的体重减轻了很多，以致儿科医生建议她在父母努力帮助她增重的期间不要跳舞。Darlene 也很抑郁且定期会见精神科医生。精神病医生用抗抑郁药物治疗她。到目前为止还不错。然而，精神科医生认为对 Darlene 来说继续跳舞是个好主意，因为这能让她开心，也有助于缓解她的抑郁症。

这两位医生显然都在尝试他们认为对 Darlene 最好的治疗方法。但是 Darlene 抓住了精神病医生关于她跳舞的说法，这使得她父母和儿科医生很难阻止她跳舞。这两位医生应该先互相联系，以确保在向家人说明治疗计划前他们的意见一致。

虽然你不想被置于这样一种境地：不得不检查治疗团队以确保它在做它的工作，但你想要得到的保证是，参与你孩子治疗的不同专业人员确实会相互交流意见。但当你听到来自治疗团队两名或两名以上成员的不同指示时，你就会清晰地意识到这（互相交流）并没有发生，就像在 Darlene 的例子中那样。如果是这样，你应该向最终负责你孩子治疗的人指出，你因为听到了不同的指示而感到很困惑。团队领导有责任澄清这些不一致，并确保在与孩子疾病的斗争中有一个统一的战线。过一段时间再去找团队领导，和他或她一起检查一下，看看团队成员有没有互相商量过。这样，你就可以放心了，这个难题解决了——至少现在是这样。

同时也要意识到，有时需要由你决定两种不同方法中的哪一种最好，并引导整个团队朝着这个方向前进。例如，一个医疗团队可能非常担心潜在的骨质疏松问题，他们可能会强调体重增加到正常水平以上，以确保不会发生骨质疏松。精神科团队可能认为基于这种考虑而额外增加体重是有风险的，因为它可能会强化对体重的过分关注并导致复发。在一定程度上，你可能需要自己研究这些冲突的方案，以确定什么是你认为目前应当优先考虑的。类似的，营养师可能会推荐一个特定的饮食计划，而精神科团队可能会认为任何处方的“饮食方案”都会导致对食物的过分关注，从而增加对进食的强迫性担忧。通常是由父母来考虑这些专业选择的利弊，有时需要推动团队朝着其中一个方向前进。在这种情况下，关于如何巧妙地和持不同意见的团队成员沟通，你可以向与你意见一致的专业人员寻求建议。

厨房里的厨师太多了？

在第 9 章中我们提到，当你试图使孩子的进食习惯恢复正常时，你的厨房里最多只能有两个厨师（你和你的配偶，不包括你青春期的孩子）。同样地，你也不想要太多的专业人员参与到你孩子的治疗中来。当治疗团队试图同一时间从每一个可能的角度来治疗进食障碍时（团体治疗、家庭治疗、个体治疗、药物治疗、再喂养、职业治疗、运动治疗），每个人都会感到非常困扰。这种多方面的治疗总是让儿科医生处理医疗问题，精神科医生管理药物，个体治疗师做心理治疗，家庭治疗师会见整个家庭，营养师与你或孩子商讨等。没有研究证据表明这种包罗万象的策略一定会产生你想要的结果。事实上，这对你孩子来说可能是非常令人困惑和费力的（考虑到他的健康状况，其资源已经减少了），对你也一样。在这一点上，我们的建议还是和之前每一种情形下的建议一样：你应该觉得你可以和最终负责孩子治疗的医生交谈，并询问为什么团队增加了一位专业人员，这个专业人员参与进来的依据是什么，何时是其他专业人员干预的时机，以及其他专业人员希望实现的目标是什么。

治疗团队告诉你，他们已经做了他们能做的一切，且他们无法提供进一步的帮助

如果有的话，在极少见的情况下，治疗团队会放弃青少年进食障碍的治疗。毫无疑问，从医生那里听到他们说“他们已经尝试了一切”会让你感到痛苦，并且你作为父母，会陷入与你的治疗团队意见相左的尴尬境地。你必须设法说服他们不要放弃，否则你可能不得不（也许是再一次）前进并寻找一支专业团队来努力帮助孩子与疾病斗争。

请记住，如果得到好的治疗，大多数青少年会得到好的结果。现有数据显示，如果治疗得当，我们可以预期大多数青少年将从疾病中康复。因此，如果你被告知“没有更多可做的”“你的孩子还没有准备好”或“她没有动力去改变”，你应该对这些专业人员的说法有所质疑。通常，进食障碍患者不想好转，也不想与你和治疗团队一起努力克服这种疾病。要想治疗成功，坚持不懈是至关重要的。如果你想帮助你的孩子克服这种疾病，你和专业人士必须找到坚持下去的方法。

如果情况变得更糟，团队似乎无法一起工作，或者在付出努力之后似乎仍无法解决你与团队的分歧，那么可能是时候做出一些改变了。你怎么知道你什么时候到达那个点了？如果你真的对团队失去了信心，而你的孩子变得更糟或没有改善，那么是时候考虑改变了。你孩子的幸福是你们开始治疗的理由，治疗的有效性应该是当务之急的。但是，

请记住，突然从一个专业团队跳到另一个专业团队，拒绝任何团队与你的孩子取得进展的机会也是没有建设性意义的。

你东奔西跑

不是每个患有进食障碍的青少年的家庭都住在一个有多学科专家团队的城市或州里，可以帮助孩子的治疗。因此，你可能会发现自己从一个专家转到另一个专家那里，而这些专业人员经常不在一个城市，甚至不在一个州。你也可能被告知带你的孩子去几百英里外的另一个州的居住式治疗或住院机构治疗。像这样来来回回会让人困惑，你也常常不知道该选择哪一种方式，甚至不知道哪一种可有的选择能带给你的孩子最好的结果。

毫无疑问，这对你来说是一个非常困难的处境——你要么在自己的城市货比三家，要么不得不考虑把你十四岁的孩子送去另一个州。这里的重要问题是对你将要做出的决定感到舒服，并且相信你能够坚持你选择的路线。除非你觉得你对可有的选择已经做了大量的功课，并做出了一个基于所了解的信息的决定，你才可能有这种舒适感。至关重要的是，你要找到一个机构和一群专业人员，他们在治疗青少年进食障碍方面有真正的专业知识。这本书的**资源**部分可以在你开始寻找这样的一个团队时帮到你，但是你也可以依靠转诊、跟踪记录、年资、学会认证书，以及你能通常应用的任何其他标准，来为你孩子的问题选择可能的最好的医疗从业者。

所以，花点时间货比三家，因为你一旦做出艰难的抉择，你就要如我们提到的那样坚持不懈地走下去，这很重要。正如我们在本章一开始所说的，这本书应该帮助你更好地了解你孩子的进食障碍和可用的治疗方案。当你不得不货比三家，或不得不把你的孩子送到另一个州的治疗机构时，你现在肯定会感觉到，你已经采取了最好的措施。

我们在这本书中多次指出，如果你参与孩子治疗的每一步，那么治疗可能会发挥最大的作用。把你的孩子送到另一个州一个月或更长时间，让专业人员令她的体重重回正轨，或者让她的进食行为恢复正常，可能对你的孩子有帮助，但她最终会回家。然后你必须找出一种方法来确保她不会复发。要做到这一点，你需要参与到治疗中来，你必须找到一种方法来与你的治疗团队就此进行沟通。正如我们在本章的前面部分所说的，一些专业人员在很大程度上会让你远离治疗。你所面临的挑战将要么是找到一个认识到父母能带给治疗巨大价值的团队，要么说服一个团队相信你所带来的资源可以帮助你的孩子回到康复的道路上。询问团队成员，他们通常如何让那些家庭长期参与到他们的治疗方法中来。

在这一章中，我们呈现了一些患者的父母在与帮助他们的孩子的专业人员互动中会经历的典型的挑战。这些困境经常导致父母感到困惑和被剥夺了权力。毫无疑问，这样的斗争会阻碍你孩子的康复。在每个例子中，我们都指出了你和你孩子的治疗团队之间的困惑之源。在每一种情况下，我们都鼓励你找到自己的声音，确保你了解情况，并成为解决方案的一部分。我们还特别指出，作为父母，你可以以一种对孩子的康复富有成效的方式与治疗团队合作。在这本书的下一部分，你将找到在美国和其他国家的最好的治疗进食障碍的资源。

延伸阅读

[1] D. Le Grange, J. Lock. Treating Bulimia in Adolescents: A Family-Based Approach, 2007. New York: Guilford Press.

[2] D. Le Grange, J. Lock, Editors. Eating Disorders in Children and Adolescents: A Clinical Handbook, 2011. New York: Guilford Press.

[3] J. Lock. The Oxford Handbook of Child and Adolescent Eating Disorders: Developmental Perspectives, 2012. New York: Oxford University Press.

[4] J. Lock, D. Le Grange. Treatment Manual for Anorexia Nervosa: A Family-Based Approach, Second Edition, 2013. New York: Guilford Press.

资 源

本节中的资源并不全面或详尽，但应能对找到您所在地区的治疗项目和治疗中心提供指导。我们已尽一切努力确保我们提供的信息是最新的，但联系方式可能在公布后发生了变化。

有关进食障碍的个别资料及一般资料，请浏览以下网站：

Maudsley Parents

www.maudsleyparents.org

Families Empowered and Supporting Treatment of Eating Disorders (F.E.A.S.T)

http: //members.feast-ed.org

诊断与治疗

美国

东北部

纽约州

纽约州立精神病研究中心 / 哥伦比亚进食障碍中心

New York State Psychiatric Institute/Columbia Center for Eating Disorders

1051 Riverside Drive, Unit 98

New York, NY 10032

Phone: 212-543-5739

E-mail: *EDRU@pi.cpmc.columbia.edu*

Website: *http: //cumc.columbia.edu/dept/eatingdisorders*

哥伦比亚进食障碍中心是哥伦比亚长老会医学中心纽约精神病学研究所的一部分。该中心为患有神经性厌食或神经性贪食的符合条件的妇女以及患有暴食障碍的男女提供免费治疗。有住院和门诊设施。欢迎青少年接受治疗。

西奈山进食及体重障碍项目

Mount Sinai Eating and Weight Disorders Program

Department of Psychiatry

The Mount Sinai Hospital

1425 Madison Avenue, Icahn Building, Floor 6, Room 32

New York, NY 10029

Phone: 212-659-8724

Website: *www.mountsinai.org/patient-care/service-areas/psychiatry/areas-of-care/eating-and-weight-disorders-program*

进食障碍项目为神经性厌食、神经性贪食、女运动员三联征、暴食障碍和其他类型的进食障碍的青少年提供医疗、营养和心理健康评估和治疗。

统一健康系统 / 进食障碍项目

Unity Health System/Eating Disorders Program

Department of Psychiatry

Mental Health Clinic

835 Main Street

Rochester, NY 14611

Phone: 585-368-3709

Website: *www.unityhealth.org/mentalhealth/services_mental_eatingdisorder.aspx*

该项目为患有神经性厌食、神经性贪食和暴食障碍的青少年和成人提供门诊和住院服务。

新泽西州

进食障碍治疗中心

Eating Disorders Treatment Centers

Michael Pertschuk, MD, Medical Director

750 South Route 73, Suite 104

Marlton, NJ 08053

Phone: 856-810-0100resources 255

进食障碍治疗中心为 13 岁及以上进食障碍患者提供综合服务。

华盛顿特区

国家医疗中心 / 进食障碍项目

National Medical Center/Eating Disorders Program

Darlene Atkins, PhD, Director

Adolescent Medicine/Eating Disorders Program

Children's Hospital

111 Michigan Avenue NW

Washington, DC 20010

Phone: 202–745–8860 (for Dr. Atkins); or 202–476–3000
(for general information)
Website: *http: //childrensnational.org/departmentsandprograms/default.aspx?Id=267&Type=Program&Name=Eating%20Disorders%20Clinic*

进食障碍项目治疗的是青春期前和青少年（10 ～ 21 岁）疑似进食障碍患者，如神经性厌食、神经性贪食、暴食障碍或肥胖症。患者通常由多学科小组进行评估，该小组由一名心理学家、一名青少年内科医生和一名营养学家组成。

宾夕法尼亚州

伦弗鲁中心基金会

Renfrew Center Foundation

475 Spring Lane
Philadelphia, PA 19128
Phone: 877–367–3383
Fax: 215–482–2695
E-mail: *info@renfrew.org*
Website: *www.renfrew.org*

伦弗鲁中心基金会是一个免税的非盈利组织，致力于推进进食障碍的教育、预防、研究和治疗。服务对象为 14 岁及以上患者。

克服进食问题中心

Center for Overcoming Problem Eating (COPE)

Western Psychiatric Institute and Clinic
University of Pittsburgh Medical Center
3811 O'Hara Street256 resources
Pittsburgh, PA 15213
Phone: 412–647–9329
Website: *www.upmc.com/Services/behavioral-health/cope-eating-disorders*

COPE 项目为进食障碍患者提供服务，包括对个人（包括 18 岁及以下的青少年）进行全面评估，并针对需要不同程度护理的患者的具体需求提供治疗。

费城儿童医院 / 进食障碍服务项目

Children's Hospital of Philadelphia/Eating Disorder Services

Craig Dalsimer Division of Adolescent Medicine
Department of Pediatrics
Perelman School of Medicine at the University of Pennsylvania
34th and Civic Center Boulevard, 11NW, Room 19
Philadelphia, PA 19104
Phone: 215–590–6864
E-mail: *peeblesr@email.chop.edu*

康涅狄格州

伦弗鲁中心基金会

Renfrew Center Foundation

1445 East Putnam Avenue

Old Greenwich, CT 06870

Phone: 800–RENFREW

Website: www.renfrew.org

伦弗鲁中心基金会是一个免税的非营利组织，致力于推进进食障碍的教育、预防、研究和治疗。为 14 岁及以上患者服务。

马萨诸塞州

马萨诸塞州综合医院 / 进食障碍临床及研究项目

Massachusetts General Hospital/Eating Disorders Clinical and Research Program

2 Longfellow Place, Suite 200

Boston, MA 02114

Phone: 617–726–8470

Website: *www.massgeneral.org/psychiatry/services/eating_disorders_home.aspx*

进食障碍临床和研究项目致力于研究和教育。它寻求拓展对进食障碍的了解、包括发现、治疗和预防的相关知识，并与整个社区分享这些知识。该中心项目的核心是致力于促进儿童、年轻妇女和所有高危人群的健康发展。

马里兰州

谢泼德普拉特进食障碍中心

Center for Eating Disorders at Sheppard Pratt

Harry Brandt, MD, Director

Steven Crawford, MD, Associate Director

Physicians Pavilion North

6535 North Charles Street, Suite 300

Baltimore, MD 21204

Phone: 410–938–5252

Fax: 410–938–5250

E-mail: *EatingDisorderInfo@sheppardpratt.org*

Website: *http: //eatingdisorder.org*

提供一些了进食障碍相关服务。

新罕布什尔州

进食障碍管理中心

Center for Eating Disorders Management, Inc.

Kathleen Corkery, LICSW, Clinical Director (trained in FBT)

360 Route 101, Unit 10
Bedford, NH 03110
Phone: 603–472–2846
Fax: 603–472–2872

南部

北卡罗来纳州

杜克进食障碍中心
Duke Center for Eating Disorders
Department of Psychiatry
Duke University
Pavilion East at Lakeview
2608 Erwin Road, Suite 300
Durham, NC 27705
Phone: 919–668–0398
Website: *www.dukehealth.org/services/eating_disorders258 Resources*

杜克进食障碍中心强调对进食障碍实施实证有效的治疗。该项目为神经性厌食、神经性贪食、暴食障碍、儿童期进食障碍、回避进食障碍和肥胖症患者提供服务。它提供家庭、个人和团体治疗；为父母提供以技能为基础的团体项目；营养服务；医疗管理；以及各种各样的教育研讨会。

北卡罗来纳大学教堂山分校 / 进食障碍项目
University of North Carolina at Chapel Hill/Eating Disorders Program
Neurosciences Hospital
101 Manning Drive, CB #7160
Chapel Hill, NC 27599
Phone: 919–966–7012
Website: *www.psychiatry.unc.edu/eatingdisorders*

进食障碍项目为神经性厌食、神经性贪食及相关疾病的治疗提供了全面和专业的方法。它提供最新和最先进的循证治疗，通过强化住院、日间医院治疗和门诊服务帮助患有进食障碍的个人实现持久的康复。

路易斯安那州

河橡树医院 / 进食障碍治疗中心
River Oaks Hospital/Eating Disorders Treatment Center
1525 River Oaks Road West
New Orleans, LA 70123
Phone: 800–366–1740 or 504–734–1740
Fax: 504–733–7020
Website: *http: //riveroakshospital.com/programs/the-eating-disorders-treatmentcenter*

进食障碍治疗中心为神经性厌食、神经性贪食及相关进食障碍患者提供全面的住院和部分住院治疗方案，并为男性、女性、青少年和成人提供专门的护理。

中西部

伊利诺伊州

亚历山兄弟行为健康医院

Alexian Brothers Behavioral Health Hospital

1650 Moon Lake Boulevard

Hoffman Estates, IL 60194

Phone: 800–432–5005 or 847–882–1600

Website: *www.alexianbrothershealth.org/abbhh/ourservices/eating-disorders*

该机构为患有进食障碍的青少年和成人提供门诊和住院服务。

芝加哥大学医学 / 进食障碍项目

University of Chicago Medicine/Eating Disorders Program

Andrea Goldschmidt, PhD, Director

Department of Psychiatry

University of Chicago

5841 South Maryland Avenue, MC 3077

Chicago, IL 60637

Phone: 773–834–5677

Website: *www.eatingdisorders.uchicago.edu*

Facebook: *www.facebook.com/UofCEatingDisordersProgram*

为了确保每个患者都能得到最好的治疗结果，芝加哥大学进食障碍项目坚持以研究为基础进行治疗。该项目为青少年进食障碍的评估、治疗和随访提供全面的门诊服务。这包括青少年神经性厌食、神经性贪食、暴食障碍和相关疾病。

因赛特行为健康中心

Insight Behavioral Health Center

333 North Michigan Avenue, Suite 1900

Chicago, IL 60601

Phone: 312–540–9955

Website: www.insightbhc.com/stories/about

该中心行为健康中心为患有一系列进食障碍的青少年和成人提供门诊和强化门诊服务。

密苏里州

麦卡勒姆广场

McCallum Place

Kimberli McCallum, MD, CEO, Founder and Medical Director

Lynn Stark, APRN, MSN, COO, Co-Founder, Clinical Nurse Specialist,
and Program Director
Eating Disorders Treatment Center
231 West Lockwood Avenue, Suite 201
St. Louis, MO 63119
Phone: 314–968–1900
Fax: 314–968–1901
Website: *www.mccallumplace.com*

该项目为青少年和成人与进食障碍和相关疾病患者包括门诊、日间医疗治疗、住院性和亚急性护理治疗。

明尼苏达州

艾米丽项目

Emily Program

Website: *www.emilyprogram.com*

Anna Westin House
1449 Cleveland Avenue North
St. Paul, MN 55108
Phone: 651–645–5323
Fax: 651–328–8254

St. Louis Park Location
1660 South Highway 100, Suite 260
St. Louis Park, MN 55416
Phone: 952–746–5774
Fax: 952–746–5962

Stillwater Location
Chestnut Building
200 East Chestnut Street, Suite 202
Stillwater, MN 55082
Phone: 651–645–5323
Fax: 651–439–1098

艾米丽项目是一个门诊治疗项目，为进食障碍的个人提供全面的心理、营养和医疗服务。其他地点见网站。

明尼苏达州儿童医院和诊所 / 进食障碍治疗中心

Children's Hospitals and Clinics of Minnesota/Center for the Treatment of Eating Disorders

2525 Chicago Avenue South
Minneapolis, MN 55404
Phone: 612–813–6000

Website: *www.childrensmn.org/services/other-programs-and-services/otherprograms-and-services-e-l/eating-disorders*

儿童住院项目和门诊项目以家庭为中心，特别为儿童、青少年和成人量身定制。

帕克·尼古拉·梅尔罗斯中心

Park Nicollet Melrose Center

3525 Monterey Drive

St. Louis Park, MN 55416

Phone: 952–993–6200

Website: *www.parknicollet.com*

该项目为进食障碍患者提供住院、部分住院、强化门诊和门诊治疗。

内布拉斯加州

儿童医院及医疗中心 / 进食障碍计划

Children's Hospital and Medical Center/Eating Disorder Program

1000 North 90th Street

Omaha, NE 68114

Phone: 402–955–6190

Website: *www.childrensomaha.org/TheEatingDisordersProgram*

该项目包括住院治疗、部分住院治疗和门诊治疗，专门治疗儿童和青少年进食障碍。

北达科他州

进食障碍研究所

The Eating Disorders Institute

100 4th Street South, Suite 204

Fargo, ND 58103

Phone: 701–234–4111

Website: *www.sanfordhealth.org or www.med.und.nodak.edu or www.nrifargo.com/edi.asp262 resources*

进食障碍研究所是桑福德健康研究所、神经精神病学研究所、北达科他州大学医学院和健康科学中心的合作项目。该组织对进食障碍和肥胖进行评估、治疗和研究。为成人和 12 岁以上青少年提供服务。

俄克拉何马州

劳力特研究中心

Laureate

6655 South Yale

Tulsa, OK 74136

Phone: 918–481–4000

Website: *www.laureate.com*

Laureate 治疗项目将 12 步治疗理念与其他治疗方式相结合。

威斯康星州

罗杰斯纪念医院 / 进食障碍服务项目

Rogers Memorial Hospital/Eating Disorder Services

34700 Valley Road

Oconomowoc, WI 53066

Phone: 800–767–4411

Fax: 262–646–3158

Website: *www.rogershospital.org*

进食障碍服务项目为男性和女性提供进食障碍的综合治疗——住院治疗、门诊治疗、居住式治疗和部分住院治疗，采用多学科团队和个性化治疗方案。

爱荷华州

爱荷华大学医院和诊所 / 进食和体重障碍项目

University of Iowa Hospitals and Clinics/Eating and Weight Disorder Program

200 Hawkins Drive

Iowa City, IA 52242

Phone: 319–356–2263

Fax: 319–356–2587

Website: *www.uihealthcare.org/EatingDisorders*

该项目提供进食障碍的诊断和综合治疗。

西南部

得克萨斯州

门宁格诊所

Menninger Clinic

2801 Gessner Drive

P.O. Box 809045

Houston, TX 77280–9045

Phone: 800–351–9058

Website: *www.menningerclinic.com*

门宁格诊所为个人（包括青少年）提供服务，并提供一个结构化的、为期 4 周的综合治疗项目。

得克萨斯大学西南医学中心进食障碍服务项目

University of Texas, Southwestern Medical Center/Eating Disorders Services Program

Children's Medical Center

1935 Motor Street, 5th Floor

Dallas, TX 75235

Phone: 214–456–5900

Website: *www.utswmedicine.org/conditions-specialties/mental-health/eating*

本项目提供神经性厌食、神经性贪食及相关疾病的综合诊断评估和治疗。它采用多学科的治疗方法，强调在可能的情况下加强门诊团体治疗，以尽量减少对更加限制性的护理需要。

得克萨斯大学奥斯汀分校 / 进食障碍服务项目

University of Texas at Austin/Eating Disorder Services

Department of Educational Psychology

Texas Child Study Center at Dell Children's Medical Center

1600 W 38th Street, Suite 212

Austin, TX 78731

Phone: 512–324–9999, ext. 15852

Fax: 512–324–3314

E-mail: *jeblack@seton.org*

西部

华盛顿州

西雅图饮食和体重失调项目

Eating and Weight Disorders Program of Seattle

1200 5th Avenue, Suite 800

Seattle, WA 98101

Phone: 206–374–0109

E-mail: *info@ebtseattle.com*

Website: *http: //ewdcseattle.com/ewdc.html*

该项目提供以进食障碍研究为指导的治疗，同时根据个人的独特情况制订治疗计划。治疗团队包括心理学家、内科医生、营养师和精神科医生，他们共同致力于治疗进食障碍和处理并发症。该项目的临床医生接受了广泛的基于循证证据的进食障碍治疗培训，包括 CBT、FBT、IPT、辩证行为技能、AFT 和专家支持性临床管理。

儿童医院和地区医疗中心 / 进食障碍项目

Children's Hospital and Regional Medical Center/Eating Disorders Program

Department of Child and Adolescent Psychiatry and Behavioral Health

4540 Sand Point Way NE, Building 1, Suite 200

Seattle, WA 98105

Phone: 206–987–2028

Website: *www.seattlechildrens.org*

儿童医院进食障碍项目是一个综合治疗神经性厌食、神经性贪食和肥胖症的多学科项目。该计划根据个体所需的护理水平，提供了一个包括住院、门诊和日间治疗服务的连续性医疗护理服务。

加利福尼亚州

发现中心

Center for Discovery

4281 Katella Avenue, Suite 111

Los Alamitos, CA 90720

Phone: 866–458–5441

Website: *www.centerfordiscovery.com/index.html*

这是一个综合性的住院治疗项目，致力于治疗患进食障碍的儿童、青少年和妇女。

加利福尼亚大学洛杉矶分校进食障碍项目

University of California, Los Angeles/Eating Disorders Program

Resnick Neuropsychiatric Hospital at UCLA

150 Medical Plaza

Los Angeles, CA 90095

Phone: 310–825–5730

Website: *http: //eatingdisorders.ucla.edu*

该项目为成人和青少年提供全面的服务，使用动力性治疗、表达性治疗和认知行为治疗。提供住院和门诊服务。

斯坦福大学医学院 / 进食障碍诊所

Stanford University School of Medicine/Eating Disorders Clinic

James Lock, MD, PhD, Director

Child and Adolescent Psychiatry Clinic

Department of Psychiatry and Behavioral Sciences

Stanford University School of Medicine

401 Quarry Road, Room 1326

Stanford, CA 94305

Phone: 650–723–5511

Website: *www.med/stanford.edu/school/psychiatry/eatdisorders*

这家诊所提供全面的诊断评估和治疗计划。治疗计划以当前的科学研究为基础，反映出儿童和家庭的价值、需要和资源。它们通常包括以下治疗方法：个人治疗、家庭治疗、团体治疗、行为治疗、父母咨询和药物治疗。

加利福尼亚大学圣迭戈分校（UCSD）医学院 / 进食障碍治疗与研究中心

University of California, San Diego, School of Medicine/Eating Disorders Center for Treatment and Research

Walter Kaye, MD, Director

4510 Executive Drive, Suite 315

San Diego, CA 92121

Phone: 858–534–8019

Website: *http: //eatingdisorders.ucsd.edu/index.shtml*

UCSD 进食障碍治疗和研究项目为青少年和成人神经性厌食和神经性贪食提供了一系列的治疗选择。多学科小组提供强化门诊治疗、日间治疗、青少年日间治疗和强化多家庭治疗。

加利福尼亚大学旧金山分校 / 进食障碍项目

University of California, San Francisco/Eating Disorders Program

Daniel Le Grange, PhD, Director
UCSF Division of Adolescent and Young Adult Medicine,
Department of Pediatrics
Department of Psychiatry, Benioff's Children's Hospital
3333 California Street, Suite 245
San Francisco, CA 94118
Phone: 415–353–2002
Website: *http: //eatingdisorderprogram.ucsf.edu*

进食障碍项目为儿童、青少年和年轻人提供综合服务，使用有循证基础的疗法。提供住院和门诊服务。

加利福尼亚州进食障碍康复中心

Eating Recovery Center of California

3610 American River Drive, Suite 140
Sacramento, CA 95864
Phone: 916–574–1000
Fax: 916–574–1001
Website: *www.sedop.org*

前身为定点进食障碍和拓展计划。加州进食障碍康复中心是一个医学指导的治疗项目，为患有神经性厌食、神经性贪食、暴食障碍、回避型进食障碍和共病的成年人和青少年提供服务。

加拿大

BC 儿童医院 / 省级儿童和青少年饮食障碍专科治疗项目

BC Children's Hospital/Provincial Specialized Eating Disorders Program for Children and Adolescents

P3—Mental Health Building
4500 Oak Street
Vancouver, British Columbia V6H 3N1, Canada
Phone: 604–875–2200
Fax: 604–875–2099
Website: *http: //keltyeatingdisorders.ca/provincial-specialized-eating-disordersprogram-children-and-adolescents-bc-children-s-hospital*

省级饮食障碍专科治疗项目为患有神经性厌食或神经性贪食的儿童和青少年提供多学科评估和治疗。它提供住院服务、日间治疗和门诊护理。

达尔豪西大学医学院 / 进食障碍诊所

Dalhousie University Medical School/Eating Disorders Clinic

Department of Psychiatry

IWK Health Centre Child and Adolescent Mental Health Program

5850/5980 University Avenue

P.O. Box 9700

Halifax, Nova Scotia B3K 6R8, Canada

Phone: 902–470–8375

E-mail (for general queries): *psychiatry@dal.ca*

Website: *http: //psychiatry.medicine.dal.ca*

一个帮助年轻患者处理神经性厌食和神经性贪食的生理和心理问题的多学科的团队。该团队直接参与临床服务和咨询以及教育项目的发展。

儿童医院 / 进食障碍项目

Hospital for Sick Children/Eating Disorder Program

555 University Avenue

Toronto, Ontario M5G 1X8, Canada

Phone: 416–813–1500

Website: *www.sickkids.ca/Psychiatry/What-we-do/Clinical-care/Eatingdisorders-program*

进食障碍项目是一个跨学科的项目，旨在评估和治疗儿童和青少年的进食障碍。它评估和治疗患有神经性厌食、神经性贪食或未明确的进食障碍的年轻人。可提供住院、门诊和咨询服务。

西安大略大学 / 儿童和青少年心理健康保健饮食障碍项目

University of Western Ontario/Child and Adolescent Mental Health Care Eating Disorders Program

London Health Sciences Centre (Victoria Hospital)

800 Commissioners Road East

London, Ontario N6C 2V5, Canada

Phone: 519–667–6640

安大略东部儿童医院 / 进食障碍项目

Children’s Hospital of Eastern Ontario/Eating Disorders Program

401 Smyth Road

Ottawa, Ontario K1H 8L1, Canada

Phone: 613–737–7600

Website: *www.cheo.on.ca*

该进食障碍项目需要医生的转诊，包括门诊服务、日间治疗项目、住院服务和父母支持小组。

贝尔伍德健康服务公司

Bellwood Health Services, Inc.

1020 McNicoll Avenue

Toronto, Ontario M1W 2J6, Canada

Phone: 800–387–6198 or 416–495–0926

E-mail: info@bellwood.ca

Website: *www.bellwood.ca*

贝尔伍德健康服务中心为进食障碍和各种强迫或行为问题的人提供治疗。虽然它的主要治疗中心在多伦多，但它已经帮助了来自加拿大、美国和其他国家所有省份的客户。

麦克马斯特儿童医院进食障碍项目

McMaster Children's Hospital Eating Disorder Program

Hamilton Health Sciences

Hamilton, Ontario, Canada

Phone: 905–521–2100, ext. 73497

North York General Eating Disorders Program

North York General Hospital

4001 Leslie Street

Toronto, ON M2K 1E1

Phone: 416–756–6750

Website: *www.nygh.on.ca/Default.aspx?cid=1230&lang=1*

该项目为患有神经性厌食、神经性贪食和相关疾病的青少年和成人服务。

西风进食障碍康复中心

Westwind Eating Disorder Recovery Centre

1605 Victoria Avenue

Brandon, Manitoba R7A 1C1, Canada

Phone: 888–353–3372 (toll free in North America) or (204) 728–2499

E-mail: info@westwind.mb.ca

Website: *www.westwind.mb.ca*

西风进食障碍康复中心是一个专为 16 岁及以上女性开设的私人居住式治疗项目。它为神经性厌食、神经性贪食和相关疾病患者提供咨询和治疗，其环境与传统医院和诊所形式有很大不同。治疗是合作式的而不是强加的，使用各种交互技术，是个性化和个体化的。

英国

大奥蒙德街儿童医院 国家卫生服务信托机构

Great Ormond Street Hospital for Children NHS Trust

Great Ormond Street

London WC1N 3JH, United Kingdom

Phone: 7405 9200

Fax: 7829 8657

Website: *www.ich.ucl.ac.uk*

大奥蒙德街医院的进食障碍团队包括医务和护理人员、家庭治疗师、心理治疗师和心理学家。其治疗方法是帮助年轻人达到健康的体重和健康饮食，纠正进食障碍的可能出现的任何健康问题，并帮助年轻人谈论他的感受和学习健康的方式来应对问题。

伦敦大学 / 进食障碍中心

University of London/Eating Disorders Unit

Maudsley Hospital Institute of Psychiatry

Kings College, Box PO59

De Crespigny Park

London SE5 8AF, United Kingdom

Phone: 7836 5454

E-mail: *edu@iop.kcl.ac.uk*

Website: www.iop.kcl.ac.uk

精神病学研究所的进食障碍中心为所有年龄段和各种进食障碍的患者提供一系列高质量的服务。

皇家自由医院

Royal Free Hospital

Pond Street

London NW3 2QG, United Kingdom

Phone: 7794 0500

Fax: 7830 2468

Website: *www.royalfree.nhs.uk*

这家医院提供多学科的儿童和青少年服务。为所有儿童和青少年问题提供全面的服务。该医院还有一个进食障碍团队。

圣玛丽医院

St. Mary's Hospital

Dr. Matthew Hodes, Contact

Praed Street

London W2 1NY, United Kingdom

Phone: 3312 6666

Website: *www.imperial.nhs.uk/stmarys*

男性医院

Guy's Hospital

Great Maze Road

London SE1 9RT, United Kingdom

Phone: 7188 7188

Website: *www.guysandstthomas.nhs.uk*

伦敦西南部和圣乔治进食障碍服务中心

South West London and St. George's Eating Disorders Service

Child and Adolescent Service

Harewood House

Springfield University Hospital

61 Glenburnie Road

Tooting SW17 7DJ, United Kingdom

Phone: 8682 6683

Fax: 8862 6724

Website: *www.swlstg-tr.nhs.uk*

根据需要，为 11 岁及以上的儿童提供门诊、日间或住院治疗。

莱斯特大学 / 进食障碍服务中心

Leicester University/Eating Disorders Service

Division of Psychiatry

University Road

Leicester LE1 7RH, United Kingdom

Phone: 6252 2522

Fax: 6252 2200

Website: *www.le.ac.uk*

进食障碍服务中心是少数几个在治疗这方面疾病上表现卓越的国家和国际中心之一。该部门支持对进食障碍的所有方面的研究，包括临床治疗试验。

连接 ED- 进食障碍专家儿童服务中心

Connect-ED Eating Disorders Specialist Children's Services

NHS Greater Glasgow and Clyde

Glasgow, Scotland

Phone: 0141 277 7406

澳大利亚

韦斯莱进食障碍中心

Wesley Eating Disorders Centre

Wesley Private Hospital

91 Milton Street

Ashfield, New South Wales 2131, Australia

Phone: 9716 1400

Fax: 9799 6585

Website: *www.wesleymission.org.au/centres/wesprivate*

韦斯莱进食障碍中心为进食障碍患者提供住院和日间治疗项目。

韦斯特米德儿童医院

Children's Hospital at Westmead

Dr. Michael Kohn, Contact

Locked Bag 4001

Westmead 2145

Sydney, New South Wales, Australia

Phone: 9845 0000

Fax: 9845 3489

Website: *www.chw.edu.au*

韦斯特米德儿童医院提供进食障碍和体重管理项目。为有青少年曾接受进食障碍住院治疗的家庭提供强化家庭治疗。

青少年健康中心 / 进食障碍项目

Centre for Adolescent Health/Eating Disorders Program

Royal Children's Hospital Melbourne

Centre for Adolescent Health

50 Flemington Road

Parkville, Victoria 3052, Australia

Phone: 03 9345 4738

Website: *www.rch.org.au/cah/health_services/Eating_Disorders_Program*

皇家儿童医院进食障碍项目是该医院青少年健康、综合心理健康项目、墨尔本大学和芝加哥大学之间的合作项目。该项目包括三个主要组成部分：① 门诊评估；② 门诊 FBT；③ 住院方案。

临床干预中心

Centre for Clinical Interventions

Dr. Anthea Fursland, Principal Clinical Psychologist

223 James Street

Northbridge, Western Australia 6003

Phone: 08 9227–4399; 08 9328–5911

E-mail: Info.cci@health.wa.gov.au

以家庭为基础的进食障碍治疗团队诊所

Family Based Eating Disorders Team Clinic

Richard Litster, Senior Social Worker

Child and Youth Mental Health Service

North West Community Health Centre

49–59 Corrigan Street

Keperra, Queensland 4054, Australia

Phone: 07 3335 8888

跨学科的以家庭为基础的治疗诊所

Interdisciplinary Family Based Treatment Clinic

Ingrid Wagner, Associate Professor

Queensland University of Technology Health Clinics

44 Musk Avenue

Kelvin Grove, Queensland 4059, Australia

Website: www.healthclinics.qut.edu.au

Phone: 07 3138 9777

进食障碍项目

Eating Disorder Program

Kim Hurst, Senior Psychologist

Child and Youth Mental Health Service

Robina Health Precinct

Level 3, 2 Campus Drive

Robina, Queensland 4226, Australia

Phone: 07 56356392

儿童及青少年精神健康服务中心

Mater Child and Youth Mental Health Service

Mater Children’s Hospital

South Brisbane, Queensland 4101, Australia

Phone: 07 3163 1640 (Eating Disorders Coordinator)

Website: *www.kidsinmind.org.*

新西兰

地区进食障碍服务中心

Regional Eating Disorders Service

Auckland District Health Board

Level 2, Building 14

Greenlane Clinical Centre

Auckland, New Zealand

Phone: 623 4650, Ext. 27970

Fax: 623 4656

E-mail: *pmasfen@adhb.govt.nz*

教育 / 宣传 / 转诊

美国

进食障碍研究院

Academy for Eating Disorders

111 Deer Lake Road, Suite 100

Deerfield, IL 60015

Phone: 847–498–4274

Fax: 847–480–9282

E-mail: info@aedweb.org

Website: www.aedweb.org

进食障碍研究院是一个国际性的跨学科专业组织，致力于促进进食障碍的研究、治疗和预防。提供教育、培训，以及合作和专业对话的论坛。

进食障碍宣传教育联盟

Alliance for Eating Disorders Awareness

P.O. Box 2562

West Palm Beach, FL 33402

Phone: 561–841–0900

Fax: 561–653–0043

E-mail: *info@eatingdisorderinfo.org*

Website: *www.eatingdisorderinfo.org*

该组织向父母和护理人员传播有关神经性厌食、神经性贪食和相关疾病的警示信号、危险和后果的教育信息。

美国儿童和青少年精神病学学会（AACAP）

American Academy of Child and Adolescent Psychiatry

3615 Wisconsin Avenue NW

Washington, DC 20016–3007

Phone: 202–966–7300

Fax: 202–966–2891

Website: www.aacap.org

AACAP 的使命是通过研究、培训、宣传、预防、综合诊断和治疗、同伴支持和协作，促进儿童、青少年和家庭的心理健康。

美国费城厌食症 / 贪食症协会

American Anorexia/Bulimia Association of Philadelphia

P.O. Box 1287

Langhorne, PA 19047

Phone: 215–221–1864 (24–hour information helpline)

Fax: 215–702–8944

Website: *www.aabaphila.org*

这个非营利组织为任何对神经性厌食、神经性贪食和/或相关疾病感兴趣或受其影响的人提供服务和项目。它的目的是帮助教育和预防这些危及生命的疾病。此外，转诊项目和支持小组将协助治疗和康复过程。

进食障碍联盟

Eating Disorders Coalition

720 7th Street NW, Suite 300

Washington, DC 20001

Phone or fax: 202–543–9570

Website: *www.eatingdisorderscoalition.org*

进食障碍研究、政策和行动联盟是一个专业和宣传结合的合作组织，致力于为进食障碍患者、他们的家庭和与这些人群一起工作的专业人士的福利进行全国性的宣传。

进食障碍转介及资讯中心

Eating Disorder Referral and Information Center

Website: *www.edreferral.com*

进食障碍转介及资讯中心为进食障碍从业员、治疗机构及支持性团体提供转介服务。作为一项社区服务，向进食障碍专家转介是免费的。

全国神经性厌食及相关疾病协会（ANAD)

National Association of Anorexia Nervosa and Associated Disorders

P.O. Box 640

Naperville, IL 60566

Helpline: 630–577–1330

E-mail: *anadhelp@anad.org*

Website: *www.anad.org*

ANAD 提供热线咨询服务，是一个提供免费支持性团体，向卫生专业人员转介，以及教育和预防项目的全国性网络，旨在促进自我接受和健康的生活方式。所有服务都是免费的。ANAD 还游说州和国家的医疗保险分配，并承担和鼓励研究。

全国进食障碍协会

National Eating Disorders Association

165 West 46th Street

New York, NY 10036

Phone: 212–575–6200

E-mail: *info@NationalEatingDisorders.org*

Website: *www.nationaleatingdisorders.org*

美国进食障碍协会是美国最大的非营利组织，致力于预防进食障碍，并为那些患有神经性厌食、神经性贪食和暴食障碍的人以及那些关注身体形象和体重问题的人提供治疗。

国立卫生研究院

National Institutes of Health

9000 Rockville Pike

Bethesda, MD 20892

Phone: 301–496–4000

Website: *www.nih.gov*

美国国立卫生研究院是美国医学和行为研究的管理者。它是美国卫生与公众服务部的一个机构。

青少年健康和医学协会

Society for Adolescent Health and Medicine

111 Deer Lake Road, Suite 100

Deerfield, IL 60015

Phone: 847–753–5226

Website: www.adolescenthealth.org

致力于改善所有青少年身心健康和幸福的多学科专业人员组织。

Something Fishy **网站**

Something Fishy Website on Eating Disorders

Website: *www.somethingfishy.org*

本网站致力于通过公告栏、在线聊天和支持、信息和推荐来提高对于进食障碍的认识。

加拿大

ANEB（**神经性厌食和神经性贪食 魁北克**）

ANEB (Anorexia and Bulimia Quebec)

114 Donegani Boulevard

Pointe Claire, Quebec H9R 2W3, Canada

Phone: 514–630–0907

Website: *www.anebquebec.com*

霍普花园进食障碍支持及资源中心

Hope's Garden Eating Disorders Support and Resource Centre

478 Waterloo Street

London, Ontario N6B 2P4, Canada

Phone: 519–434–7721

E-mail: *info@hopesgarden.org*

Website: *www.hopesgarden.org*

资源中心提供了图书资源、支持小组、发言人办公室、教育工作坊、外联服务以及关于治疗中心、治疗师和营养专家的信息和介绍，以及接入服务。

霍普威尔 / 渥太华进食障碍支持中心

Hopewell/Eating Disorders Support Centre of Ottawa

Heartwood House

153 Chapel Street, Suite 202

Ottawa, Ontario K1N 1H5, Canada

Phone: 613–241–3428

Fax: 613–241–0850

E-mail: *info@hopewell.ca*

Website: *www.hopewell.ca*

渥太华进食障碍支持中心为进食障碍患者提供治疗和康复过程中所需的支持和资源。

国家进食障碍信息中心

National Eating Disorder Information Centre

200 Elizabeth Street, ES 7–421t

Toronto, Ontario M5G 2C4, Canada

Phone: 866–NEDIC–20 (toll free) or 416–340–4156

Fax: 416–340–4736

E-mail: nedic@uhn.on.ca

Website: www.nedic.ca

这个位于多伦多的非盈利组织提供有关进食障碍和体重问题的信息和资源。

英国

英国咨询和心理治疗协会

British Association for Counseling and Psychotherapy

BACP House

15 St. John's Business Park

Lutterworth LE17 4HB, United Kingdom

Phone: 01455 883300

Fax: 01455 550243

E-mail: *bacp@bacp.co.uk*

Website: *www.bacp.co.uk*

英国心理咨询和心理治疗协会提供了当地心理咨询师的名单。

进食障碍协会

Eating Disorders Association

Wensum House, First Floor,

103 Prince of Wales Road

Norwich NR1 1DW, United Kingdom

Phone: 1603 619 090

Fax: 1603 664 915

E-mail: *info@b-eat.co.uk*

Website: *www.b-eat.co.uk/Home*

国家进食障碍中心

National Centre for Eating Disorders

54 New Road, Esher

Surrey KT10 9NU, United Kingdom

Phone: 8458 382 040

Website: *www.eating-disorders.org.uk*

国家进食障碍中心是一个独立的组织，旨在为所有的进食问题提供解决方案，包括暴食障碍、神经性贪食和神经性厌食。服务包括为学生、记者和护理人员提供咨询、专业培训和信息。它是在全英国范围内提供信息、帮助和支持的领先组织，对象是那些生活受到进食障碍影响的人。它旨在积极影响公众的理解和政策。

萨默塞特和威塞克斯进食障碍协会

Somerset and Wessex Eating Disorders Association

Strode House

10 Leigh Road Street

Somerset BA16 0HA, United Kingdom

Phone: 1458 448 600

Website: *www.swedauk.org/index.htm*

萨默塞特和威塞克斯进食障碍协会根据提供资源和非正式的，非歧视性的社区服务。它提供电话帮助热线、上门服务、社区支持人员和图书馆服务。

澳大利亚

惊恐、焦虑、强迫以及进食障碍协会

ACEDA (incorporating Panic and Anxiety, Obsessive Compulsive, and Eating Disorder Associations)

Everard House

589 South Road

Everard Park, South Australia 5035, Australia

Phone: 8297 4011

Fax: 8297 7587

E-mail: ed@aceda.org.au

Website: *www.aceda.org.au*

ACEDA 为家庭、伴侣和朋友提供咨询、帮助和支持。它促进公众对这些疾病的认识。

维多利亚公司进食障碍基金会

Eating Disorders Foundation of Victoria Inc.

1513 High Street

Glen Iris, Victoria 3146, Australia

Phone: 9885 0318

Fax: 9885 1153

Website: *www.eatingdisorders.org.au*

一个非营利性组织，旨在支持那些受进食障碍影响的人，更好地向社区宣传进食障碍。

全国进食障碍协作组织（NEDC）

National Eating Disorders Collaboration

103 Alexander Street

Crows Nest, New South Wales 2065, Australia

Phone: (02) 9412 4499

E-mail: *info@nedc.com.au*

Website: *www.nedc.com.au*

NEDC 旨在改善澳大利亚患有或有罹患进食障碍风险的人群的健康状况，认识到有必要采取长期措施促进、预防和早期干预饮食障碍。NEDC 网站汇集了该领域领导者的研究、专业知识和意见。这是一个一站式的门户网站，让每个人都更易于了解进食障碍。

澳大利亚心理治疗和咨询联合会（PACFA）

Psychotherapy and Counselling Federation of Australia

290 Park Street, Fitzroy North

Victoria 3068, Australia

Phone: 9486 3077

Fax: 9486 3933

E-mail: admin@pacfa.org.au

Website: *www.pacfa.org.au*

PACFA 是一个由附属专业协会组成的“伞型”协会，代表澳大利亚社区心理治疗和咨询学科的各种模式。

进食障碍拓展服务中心

Eating Disorder Outreach Service

Information and Referral Service for Queensland

Phone: 07 3114 0809

E-mail: *EDOS@health.qld.gov.au*

新西兰

坎特伯雷精神健康教育及资源中心信托基金

Canterbury Mental Health Education and Resource Centre Trust(MHERC)

P.O. Box 13 167

Christchurch, New Zealand

Phone: 365 5344 or 424 399 (toll free)

Fax: 03 366 7720

Website: *www.mherc.org.nz*

进食问题教育网络

Eating Difficulties Education Network

1 Garnet Road

Westmere, Auckland, New Zealand

Phone: 378 9039

Fax: 378 9393

Website: *www.eden.org.nz*

新西兰咨询师协会（NZAC）

New Zealand Association of Counselors

Federated Farmers Building, 3rd Floor

169 London Street

Hamilton 2015, New Zealand

Phone: 834 0220

Fax: 834 0221

E-mail: *execofficer@nzac.org.nz*

Website: *www.nzac.org.nz*

NZAC 代表大约 2 500 名咨询师，他们在教育、卫生、司法和社会福利政府机构、社区社会服务机构、Iwi 社会服务机构、太平洋岛屿组织、私人执业机构和一系列特定种族的援助机构工作。

其他国际机构

国际进食障碍专家协会（IAEDP）

The International Association of Eating Disorders Professionals

P.O. Box 1295

Pekin, IL 61555–1295

Phone: 800–800–8126
Fax: 800–800–8126
Website: *www.iaedp.com*

IAEDP 旨在通过强调道德和专业标准，提供该领域的教育和培训，并对满足专业要求的人员进行认证，为治疗进食障碍患者的从业人员提升专业水准。

国际进食障碍转介组织

International Eating Disorder Referral Organization

Website: *www.edreferral.com*

该组织为各种形式的进食障碍患者提供信息和治疗资源。

詹姆斯 · 洛克和丹尼尔 · 勒格兰奇的其他著作

专业书籍

《儿童和青少年进食障碍：临床手册》

丹尼尔 · 勒格兰奇和詹姆斯 · 洛克主编

《青少年贪食症的治疗：基于家庭的方法》

丹尼尔 · 勒格兰奇和詹姆斯 · 洛克著

《神经性厌食治疗手册（第二版）：基于家庭的方法》

詹姆斯 · 洛克和丹尼尔 · 勒格兰奇著